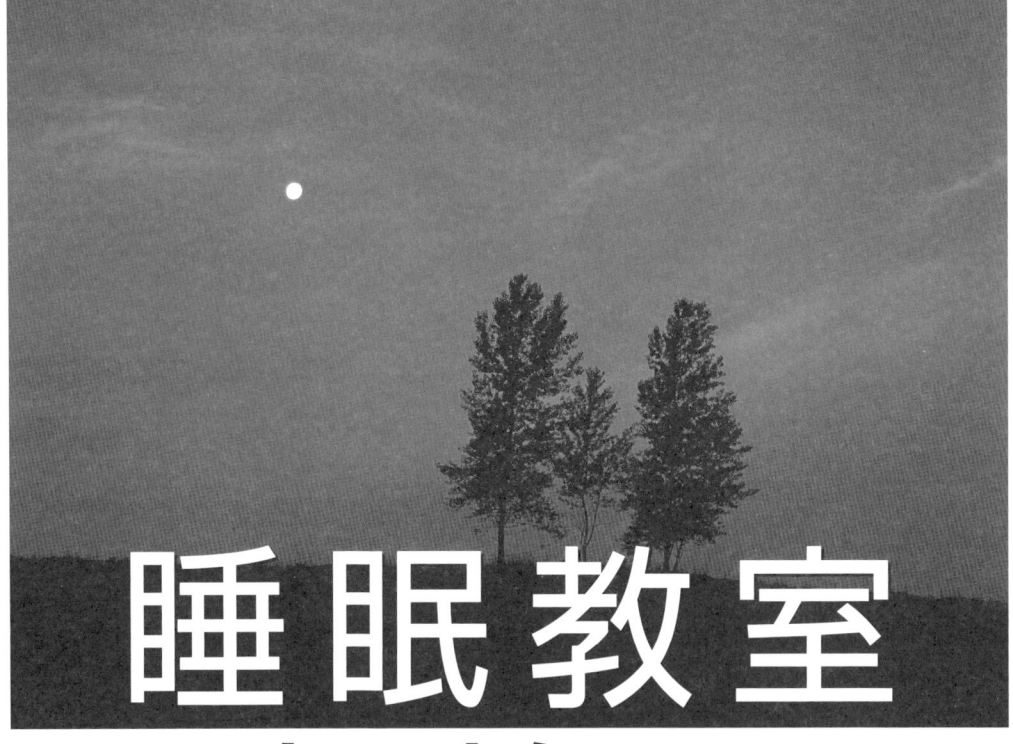

睡眠教室
夜の病気たち

編著 宮崎総一郎
滋賀医科大学
睡眠学講座

井上雄一
東京医科大学睡眠学講座／精神医学講座
財団法人神経研究所附属睡眠学センター

株式会社 新興医学出版社

編　者

宮崎総一郎　滋賀医科大学医学部睡眠学講座特任教授
井上　雄一　東京医科大学睡眠学講座教授
　　　　　　財団法人神経研究所附属睡眠学センター長

執筆者一覧（執筆順）

井上昌次郎　東京医科歯科大学名誉教授
井上　香里　医療法人明和会琵琶湖病院
村上　純一　医療法人明和会琵琶湖病院診療部長
山田　尚登　滋賀医科大学医学部精神医学講座教授
三島　和夫　国立精神・神経医療研究センター精神保健研究所
　　　　　　精神生理研究部長
宮崎総一郎　滋賀医科大学医学部睡眠学講座教授
大川　匡子　滋賀医科大学医学部睡眠学講座特任教授
塩見　利明　愛知医科大学医学部睡眠科教授
田ヶ谷浩邦　北里大学医療衛生学部健康科学科精神衛生学教授
岡島　　義　財団法人神経研究所附属睡眠学センター研究員
　　　　　　東京医科大学睡眠学講座兼任助教
西田　慎吾　財団法人神経研究所附属睡眠学センター研究部
　　　　　　東京医科大学睡眠学講座兼任助教
　　　　　　自治医科大学精神学教室病院助教
岡　　靖哲　愛媛大学大学院医学系研究科睡眠医学講座准教授
井上　雄一　東京医科大学睡眠学講座教授
　　　　　　財団法人神経研究所附属睡眠学センター長

林田　健一	スリープ＆ストレスクリニック院長
	財団法人神経研究所附属睡眠学センター研究部
粥川　裕平	名古屋工業大学大学院産業戦略工学専攻教授/保健センター長
北島　剛司	藤田保健衛生大学精神科講師
冨田　悟江	名古屋家庭裁判所
江崎　和久	睡眠科学研究所/江崎歯科内科医院院長
岡田　保	岡田クリニック院長
駒田　陽子	東京医科大学睡眠学講座准教授
杉浦　建生	財団法人神経研究所附属睡眠学センター研究員
中村　真樹	財団法人神経研究所附属睡眠学センター研究員
	東京医科大学睡眠学講座客員講師
林　光緒	広島大学総合科学研究科人間科学部門行動科学講座教授
坂根　直樹	独立行政法人国立病院機構京都医療センター臨床研究センター予防医学研究室長

はじめに

　人は，人生の3分の1を眠って過ごす。「寝る子は育つ」「一晩寝かせる」と昔からいわれてきたように，眠りにはさまざまな効用があることは経験的にわかっている。ヒトの大きく発達した大脳は眠ることで，覚醒時に最大限に機能し，今日の文明を作り上げてきた。眠りはより良い活動するために，疲れた脳を回復させるための，巧妙にプログラムされた生理機構である。睡眠不足では，睡眠負債という借金を背負い，さまざまな身体不調を生じる。睡眠負債を長期にわたりため込むと，人は負債に押しつぶされ病気になってしまう。24時間社会となった日本では，3人に1人が眠りにかかわる問題を抱えている。新幹線の運転士や，飛行中のパイロットが乗務中に眠りこむ，航海士の睡眠不足のために巨大タンカーが座礁して甚大な環境破壊をもたらすなど，睡眠が十分でないための事故が多発しているのが現状である。

　私たちはなぜ眠るのか。2004年，琵琶湖の近くにある滋賀医科大に睡眠のメカニズムを解き明かし（睡眠科学），睡眠の病気を治療し（睡眠医学），睡眠が関係する社会問題を解決する（睡眠社会学）ための睡眠学講座がわが国で初めて開設された。講座開設から5年目を迎えた2009年から，学部教育として睡眠学概論の講義に取り組んでいる。

　この本は，睡眠に関心があるが，経験が十分でない一般臨床医の先生方から，研修医，患者さんを含む睡眠に関心のある一般の方までを広く対象として，実践的な内容となるように，企画した。睡眠の役割，メカニズムをはじめとした基礎知識や睡眠衛生を理解し，非薬物的に軽度の睡眠障害に対処するための情報を含むように心がけ編集した。病気の解説にあたっては，短時間で読めるように典型的な症例に簡単な解説をつける形とした。

　気楽にさっと読んでいただき，睡眠医学，睡眠科学に興味を持っていただければ幸いである。

編著者　宮崎総一郎　井上雄一

目次

I 眠りとは ———————————————————————— 1

1. 眠りの役割〜生物学的観点から〜 ……………………………… 2
   - A. 2種類の睡眠とそれぞれの役割 ………………………… 3
   - B. 睡眠は大脳を創り育てる──レム睡眠の役割 …………… 3
   - C. 睡眠は大脳を守る──ノンレム睡眠の役割 ……………… 4
   - D. 睡眠リズムは昼夜リズムに同調する──生物時計の役割 ……… 5
   - E. 睡眠は大脳をよりよく活動させる──2種類の睡眠の役割分担 ………………………………………………………………… 6

2. 睡眠のメカニズム ……………………………………………… 8
   - A. 睡眠異常は社会の損失 …………………………………… 8
   - B. 質のよい睡眠とは ………………………………………… 9
   - C. 睡眠と脳波 ………………………………………………… 9
   - D. レム睡眠,ノンレム睡眠 ………………………………… 10
   - E. 生物学的進化とレム睡眠とノンレム睡眠 ……………… 10
   - F. レム睡眠,ノンレム睡眠の調節機構 …………………… 11
   - G. 加齢と睡眠 ………………………………………………… 12

3. 松果体ホルモン・メラトニン ………………………………… 14
   - A. メラトニンの分泌調節 …………………………………… 14
   - B. メラトニンの睡眠・生体リズム調節作用 ……………… 17
   - C. 臨床応用 …………………………………………………… 21

4. 睡眠学とは ……………………………………………………… 24

5. 睡眠科誕生 ……………………………………………………… 28

II 代表的な眠りの病気 —————————— 31

1．不眠 ··32
- A．精神生理性不眠 ···32
- B．認知行動療法 ···37

2．生活習慣病と睡眠障害 ··42
- A．2型糖尿病と睡眠障害 ··42
- B．2型糖尿病の高血糖による不眠 ·································44
- C．2型糖尿病の合併症に伴う不眠 ·································44
- D．2型糖尿病に併発した睡眠障害 ·································45

3．リズム障害 ··49
- A．交代勤務睡眠障害 ··49
- B．時差症候群による睡眠障害 ······································51
- C．睡眠相後退症候群 ··52
- D．睡眠相前進症候群 ··54
- E．非24時間睡眠覚醒リズム ·······································55

4．レストレスレッグス症候群 ··56
- A．RLSの診断 ··56
- B．RLSの診断を支持する所見 ······································58
- C．RLSの背景疾患 ··59
- D．RLSの治療 ··59

5．周期性四肢運動障害 ···62
- A．症例（80歳　男性）··62

6．うつと睡眠障害 ···68
- A．うつとはいかなる状態か？ ······································68
- B．うつは慢性疾患の多くに随伴する！ ··························69
- C．うつ病の睡眠仮説はどんなものがあるのか？ ···············70
- D．不眠はうつ病発生・再発の危険因子 ··························73

7．アルコールと睡眠障害 ··76
- A．酒は百薬の長か？ ··76
- B．アルコール依存症がない人々の睡眠へのアルコールの影響は？
    ··76

C．アルコールと睡眠呼吸障害の関係は？……………………77
　　D．アルコールの加齢関連の影響と飲酒の衝撃……………79
　　E．アルコール依存症患者の睡眠に及ぼすアルコールの影響………80
　8．**睡眠時無呼吸症候群**……………………………………………85
　　A．小児の睡眠時無呼吸症候群………………………………85
　　B．成人の睡眠時無呼吸症候群………………………………87
　　C．顔面形態によるもの………………………………………92
　　D．体位によるもの……………………………………………92
　　E．うつとの合併………………………………………………94
　9．**睡眠不足症候群**………………………………………………100
　10．**ナルコレプシー**………………………………………………106
　　A．ナルコレプシーの症状と診断……………………………106
　　B．睡眠検査所見………………………………………………107
　　C．ナルコレプシーの病態と関連する所見…………………108
　　D．ナルコレプシーの鑑別診断………………………………109
　　E．ナルコレプシーの治療……………………………………109
　11．**特発性過眠症**…………………………………………………113
　12．**レム睡眠行動障害**……………………………………………118
　　A．レム睡眠行動障害の症例…………………………………118
　　B．鑑別を要する疾患…………………………………………121
　　C．治療…………………………………………………………121
　13．**若年者の睡眠中の異常行動**…………………………………123
　　A．症例（27歳　女性）………………………………………123

Ⅲ　自らできる睡眠改善 ——————————————— 129
　1．**快眠のための食事**……………………………………………130
　2．**快眠のために，誰でもできる減量プログラム**……………133
　　A．体重増加を体感させる……………………………………133
　　B．一番簡単な食事療法は何か？……………………………134
　　C．体重記録……………………………………………………135
　　D．ダイエットは睡眠から……………………………………136

- 3．快眠のための運動……………………………………………… 139
- 4．睡眠環境………………………………………………………… 142
    - A．温湿度…………………………………………………… 142
    - B．光と睡眠………………………………………………… 143
    - C．騒音と睡眠……………………………………………… 144
- 5．快眠のために心がけたい生活習慣…………………………… 146
    - A．規則正しい就床・起床時刻…………………………… 146
    - B．昼寝……………………………………………………… 147
    - C．入浴……………………………………………………… 147
    - D．カフェイン……………………………………………… 148
    - E．ニコチン………………………………………………… 148
    - F．アルコール……………………………………………… 149
- 6．睡眠12か条……………………………………………………… 150
    - 1．睡眠時間は人それぞれ，日中の眠気で困らなければ十分…… 150
    - 2．刺激物を避け，眠る前には自分なりのリラックス法………… 150
    - 3．眠たくなってから床につく，就床時間にこだわりすぎない…… 151
    - 4．同じ時刻に毎日起床……………………………………… 151
    - 5．光の利用でよい睡眠……………………………………… 151
    - 6．規則正しい3度の食事，規則的な運動習慣………………… 152
    - 7．昼寝をするなら，15時前の20〜30分……………………… 152
    - 8．眠りが浅いときは，むしろ積極的に遅寝・早起きに………… 153
    - 9．睡眠中の激しいイビキ・呼吸停止や，足のぴくつき・
      むずむず感は要注意……………………………………… 153
    - 10．十分眠っても日中の眠気が強いときは専門医に相談………… 153
    - 11．睡眠薬代わりの寝酒は不眠のもと………………………… 154
    - 12．睡眠薬は医師の指示で正しく使えば安全…………………… 154

睡眠Q&A………………………………………………………………… 155
用語集……………………………………………………………………… 164
あとがき…………………………………………………………………… 169
索引………………………………………………………………………… 171

I
眠りとは

1. 眠りの役割
～生物学的観点から～

　高等動物にそなわる睡眠は,「生きている」という状態のすべての局面にかかわっている。「死」にもかかわりがあるとされた。間口の広い睡眠のさまざまな切り口から,その役割を主観的ないし観念的に論じることは,人類の尽きせぬ興味の対象であった。古来,宗教家や哲学者は睡眠・覚醒の役割について好んで言及してきた。文学者は眠りと夢を好個の素材としてきた。ここでは,自然科学（睡眠科学）の立場から,睡眠の役割を生物学的観点に絞ってまとめてみたい。

A．2種類の睡眠とそれぞれの役割

　一言でいえば,睡眠とは「脳による脳のための管理技術」である。睡眠の役割を整理すると,「脳を創る・脳を育てる・脳を守る・脳を修復する・脳をよりよく活動させる」ということになる[1]。脳は大まかに分けると大脳（終脳）と脳幹になり,ここでいう脳とは主に大脳のことである。ちなみに,世の中では「脳と体を休息させる」ことが睡眠の役割とみなされているが,これは一面的な捉え方である。

　「脳を創る・育てる」役割は発育途上の大脳に当てはまる。ある程度胎児脳が形成されると,それを着実に仕上げていくために睡眠が極めて大切な役割を演じることになる。この場合の眠りは「レム睡眠」の原型で,「動睡眠」と呼ばれることが多い。

　いったん大脳が覚醒して活動できるようになると,「脳を守る・脳を修復する」ための眠りが新たに必要となる。なぜなら,大脳はエネルギーを大

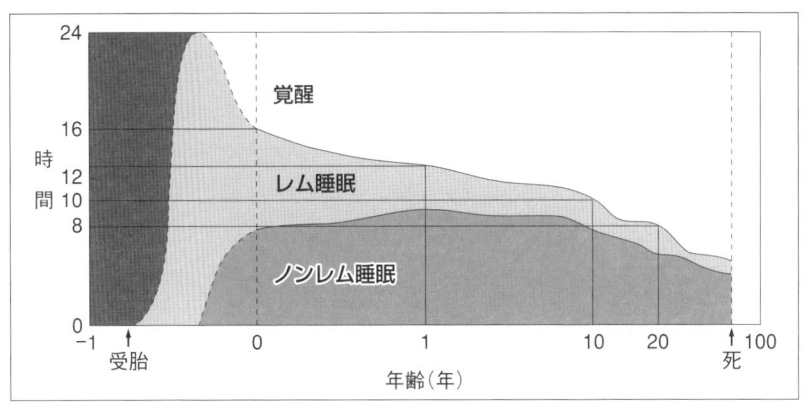

図1 ヒトの一生における，一日あたりのレム睡眠・ノンレム睡眠・覚醒の各総量の経年変化〈井上昌次郎：眠りを科学する．朝倉書店，東京，2006（ホブソン[2]を改変）〉

量に消費する，非常に繊細で脆弱な臓器であるから，機能が低下しやすく，連続運転に弱い．全身の司令塔であるべき大脳が損傷すると，正常な精神活動や身体動作ができなくなり，生存が危うくなりかねない．そこで，大脳を休息させるだけでなく，修復・回復させるための機能も必須となるのである．この第2の眠りは「ノンレム睡眠」の原型で，「静睡眠」と呼ばれることが多い．

　大脳の発育が進んで覚醒量が増大するとともに，静睡眠（以下の文中では「ノンレム睡眠」）の総量が増大し，そのぶんだけ動睡眠（以下の文中では「レム睡眠」）の総量は減少する（図1）．大脳がほぼ完成すると，2種類の睡眠が協調して「脳をよりよく活動させる」役割の比重が次第に大きくなる．言い換えると，うまく眠らなければ大脳をうまく守れなくなり，壊れやすくしてしまうのである．

B．睡眠は大脳を創り育てる
——レム睡眠の役割

　ヒトを含む哺乳類の個体発生では，大脳が形成された胎児にまず発現する意識状態は，レム睡眠である．この眠りが大脳を創り育てることによっ

て，大脳を「覚醒」させるのである．
　ヒト胎児では，レム睡眠が1日の全時間を占める発育段階がある．やがて大脳の覚醒に伴ってノンレム睡眠が出現し，両者とも次第に増量していく．新生児では，ふつう1日の約3分の2が総睡眠量（レム睡眠とノンレム睡眠の各総量の和）になり，レム睡眠量はその約半分を占める．総睡眠量は加齢とともに減っていき，思春期を迎えるころに1日の約3分の1に落ちついて，その後はあまり大きく変化しない．レム睡眠量はそのうちの4分の1～5分の1となる．したがって，胎児・乳幼児の時期のみレム睡眠が大変多いのである（図1）．
　この時期のレム睡眠に重要な意味があるという考えは，欧米の研究者によって古くから主張されている[2]．レム睡眠は発育途上の脳のなかで，神経回路網つまりハードウェアを構築・試運転・整備点検する役割を演じ，脳のさらなる発育に貢献しているというものである．それゆえ，レム睡眠の割合が発育とともに劇的に減っていくのは，脳がある程度まで成熟したからであろう．
　要するに，胎児脳を覚醒へと導く原動力こそ，レム睡眠なのである．この側面は，成人になってからも機能を縮小してはいるものの，重要な役割を演じ続けている．大脳が休息状態から自動的に目覚められるのは，この古くから体内に宿るレム睡眠が一定間隔で作動しているからにほかならない（後述）．

C．睡眠は大脳を守る──ノンレム睡眠の役割

　ノンレム睡眠は胎児期のかなり遅くに現れ，出生後に急速に増え，最終的に総睡眠量の4分の3～5分の4を占める．ヒトでは，この眠りに4段階の深度を区別できるほど，質的な濃淡がある．深いノンレム睡眠（熟睡・徐波睡眠）は，脳が高度の統御機構を備えるようになってから開発された新技術の眠りである．眠る前にどれだけ長く覚醒し活動していたかというフィードバック信号をもとにして睡眠不足を解消する，つまり，「脳を守る・修復する」役割を効率よく発揮させるために創り出された眠りである．
　ちなみに，深いノンレム睡眠は幼児期に非常に多いのに対し，高齢者で

は非常に少ないのが特徴である。この眠りの役割を年齢差のうえで示唆しているといえよう。

　幼児期に熟睡が多い事実には重要な意味がある。なぜなら，熟睡期に成長ホルモンがまとめて分泌されるからである。成人でも，寝入りばなの深いノンレム睡眠のときに成長ホルモンがまとめて分泌される。同時に免疫機能も回復する。また，熟睡に寄与している睡眠物質の1つグルタチオンは，解毒にかかわる作用を発揮して，ニューロンの修復に貢献している[1]。これらの機能は，睡眠による回復・修復の作用と連動しているのである。

D. 睡眠リズムは昼夜リズムに同調する
——生物時計の役割

　睡眠の個体発生では，母胎から出たあとの新しい生活環境に適応できる脳機能を創りあげる時期がある。出生後半年以内に，生得性の概日リズムを外界の昼夜リズムに同調できるようにして，睡眠・覚醒の24時間周期を確立した脳を育てることである。

　新生児は2ヵ月齢くらいまで，眠ったり起きたり乳を飲んだりという動作を，時刻にかかわらず小刻みに行っている。こうして，1日の約3分の2を眠っているのである。

　やがて乳幼児の生活パターンに変化が現れ，起きていることが多い時間帯と，眠っていることが多い時間帯とがほぼ半日ごとに区別されるようになる。しかも，その切り換えの時刻は毎日少しずつ遅れていく。つまり，およそ25時間周期で活動期と休息期が繰り返される。これが生得性の概日リズム（サーカディアンリズム）である。生物時計の信号が表出されてきたとはいえ，外界の24時間周期の昼夜リズムとはまだ無関係で，フリーランしているからである。

　4〜5ヵ月齢になると，夜間にはまとまって眠っている時間が長くなり，昼間にはまとまって起きている時間が長くなる。昼寝の時間がたくさんあるし，食事の時間もかなり回数が多いものの，活動は昼間に集中してくる。眠っている時間帯と起きている時間帯が昼夜リズムと同調して，24時間周期が確立するからである。

こうして，生物時計の指令する活動期が主に起きている時間帯となり，残りの休息期が主に眠っている時間帯となってくる。ようやく，概日リズムが24時間周期に同調ないし「リセット」される機能がこの時期に確立するのである。

E．睡眠は大脳をよりよく活動させる
——2種類の睡眠の役割分担

成人では，ノンレム睡眠とレム睡眠とが約1.5時間を1単位とする時間的な構造をつくっている。そのなかに，基本的には浅いノンレム睡眠とレム睡眠とがこの順に1対になっている。覚醒を指向する性質が強かった胎児・新生児期の眠りとは逆方向に，休息を指向するパターンに変化する。

睡眠不足が著しく，"濃縮した"眠りが必要とされるときには，構造の内容（眠りの質）を変えて対応する。つまり，必要とされるだけの深いノンレム睡眠をこの時間構造のなかに最優先して割り込ませるのである。

日常の定型的な眠りにも，その傾向は顕著である。1日の3分の2あまりを連続覚醒したのち，毎夜繰り返される5～8時間の睡眠期の時間経過をみると，寝入りばなの第1～2睡眠周期に深いノンレム睡眠が多量に出現する。このとき，前述のような成長ホルモンや免疫などと連動した「脳を守る・修復する」役割が実行される。

ちなみに，ノンレム睡眠は意識水準を下げるだけでなく，体温・血圧・脈拍・呼吸数などの低下とも連動して，全身を休息モードに維持するのに貢献している。

一方，睡眠期の後半には深いノンレム睡眠はすでに充足されてほとんど出現せず，睡眠単位は浅いノンレム睡眠とレム睡眠との基本構造に戻る。その結果，眠りは浅くなり，次第に覚醒しやすくなる。

もともとレム睡眠は，発育途上の大脳を覚醒させるための眠りであった（前述）。この性質を利用して，成長後の大脳でも目覚めへの準備が行われる。レム睡眠には体温や心肺機能を微調節する機能が不備なので，明け方に近づきレム睡眠が増えるにしたがって，ノンレム睡眠中に低下してしまった体温が上昇してくる。血圧や呼吸の乱れも生じる。こうして，全身

を覚醒モードへ移行させるのに貢献している．その際，夢のなかの行動が実際に遂行されないように，骨格筋の無緊張が連動して安全装置システムとして役立っている．

　さらには，大脳が活性化されると，しばしば夢をみる．ときには奇怪な夢として認識され，記憶に残ることがある．覚醒時の統制のとれた大脳皮質活動とは異なり，レム睡眠特有の活動が意識のうえに反映されて，非現実的ないし超現実的な夢見となるからである．

　これに関連して，レム睡眠が覚醒モードへ移行させる性質を利用すれば，情報処理と記憶の過程を補強できることにもなる．レム睡眠時に大脳皮質は覚醒準備状態にあり，しかも外部から脳への入力が届きにくくなっているのを幸い，脳内にたまった情報を再編成するのに利用するのである．

　レム睡眠時の情報再編成に注目して，夢の役割を評価しようとする理論がいくつか提唱されている[1]．つまり，レム睡眠時の夢は情報処理と記憶の過程に大なり小なりある役割を演じているというものである．これらを検証することは，これからの興味ある課題であろう．

まとめ

　眠りの役割に関しては，今なお科学的事実とはほど遠いさまざまな誤解がある．睡眠の神秘性を先入観にもつ研究態度に加えて，客観的な研究手法が発達していなかった長い模索時代が背景にあることを考慮すれば，これは当然かもしれない．とはいえ，睡眠科学の発展を踏まえてできるだけ正しい睡眠像を構築することは，人類史未曾有の睡眠障害に直面している現代社会にとって極めて重要である．本稿がその一助になれば幸いである．

文　献

1) 井上昌次郎：眠りを科学する．朝倉書店，東京，2006．
2) Hobson JA：Sleep. Freeman, New York, 1989．［J・アラン・ホブソン（井上昌次郎，河野栄子訳）：眠りと夢．東京化学同人，東京，1991］

〈井上昌次郎〉

2. 睡眠のメカニズム

　少し古いデータになるが1997年に施行された疫学調査では日本人の21.4%は不眠を訴え，14.9%は日中の眠気を訴え，6.3%は寝酒や睡眠薬の常用をしているという結果であった．つまり日本人の5人に1人は「よく眠れていない」と感じており，6.5人に1人は日中もボーッとし，15人に1人は酩酊状態で入眠していることになる．レム睡眠，ノンレム睡眠を取り上げつつ，睡眠のメカニズムについて説明していく．

A．睡眠異常は社会の損失

　1986年，アメリカ国民の期待をのせたチャレンジャー号は打ち上げられた．そしてその直後に爆発，四散し，以降2年間NASAはすべての有人飛行を取りやめた．また，同年にはチェルノブイリ原発事故も起こっている．この事故の悲惨さは目を覆うばかりで，世界最悪の原子力事故と呼ばれている．いずれの事故も，就業中の操縦士，飛行士の日常生活の睡眠不足や睡眠異常が原因の1つであることが報告されている．また，日本では2003年，「ひかり126号」を運転中の33歳の運転士が居眠り運転をし，岡山駅で新幹線が緊急停止した．この運転士は日中の過剰な眠気を引き起こす睡眠障害の「睡眠時無呼吸症候群」だったことが判明し，同疾患の名を一躍有名にした．
　このように睡眠の異常や不足が社会に与える影響はけっして見過ごせるものではなく，社会全体の損失を招いているといえよう．2006年，日本大学・内山真教授により，不眠症や睡眠不足によって国内で生じる経済損失は年間3兆4693億円に上ると試算された．また，医療の現場でも睡眠障害は無視で

きる問題ではない。精神科以外の医療機関でも不眠を訴える患者の数は多い。米国の研究では、プライマリケアクリニックを受診した1000名の患者のうち、33.5％に不眠がみられたと報告されている。さらに、不眠の影にうつ病などの精神疾患が隠れていることが少なくない。彼らはまず精神科ではなく内科のかかりつけ医や総合診療科を訪れることが多く、その時点での初期治療や重症者の専門機関への紹介もまた急務となっている。

B．質のよい睡眠とは

そもそも睡眠は「時間」「リズム」「質」の3要素に分けることができる。「時間」は定量的に量れて、誰しもがわかりやすい指標である。「リズム」は睡眠をとるタイミングを指す。問題は「質」。眠りの「質」を定義するのはなかなか難しいが、「脳波計」という機械を使い、眠っている人間の脳の中で何が起こっているのかをある程度調べることは可能である。

C．睡眠と脳波

簡単にいうと、脳を含め、人間の体には微量の電気が流れている。そして、その脳に流れる微量な電位変化を記録したものが「脳波」である。

この脳波は1924年ドイツの精神科医ベルガーが発見し、発表したが、当時は「単なるノイズだ」と彼の功績は見向きもされなかった。が、その後、ほかの研究者によって脳波の存在が実証されると彼の功績は見直され「脳波」は精神神経科疾患における重要な検査法として世界を席巻した。

脳波研究が世界中で行われ、睡眠研究にも脳波計が用いられ、眠りの深さに応じて脳波が変化することが発見された。一方で、見た目にはぐっすり眠っているのに、脳波上ではまどろんでいる、つまり、眠りの深さと脳波が一致しない時期があることも同時に発見され、研究者たちの間では謎とされていた。

脳波計が生まれた約30年後の1952年、シカゴ大学教授のクライトマンのもとで睡眠研究を行っていた大学院生のアセリンスキーは、早い目の動き（Rapid Eye Movement：急速眼球運動、略して「レム」）が一晩の睡眠中に何

度も現れることを発見した。彼らはさらに研究を続け、この時期の睡眠は、長らく謎とされてきた眠りの深さと脳波が一致しない時期だと突き止めた。レム睡眠発見の瞬間であった。

D．レム睡眠，ノンレム睡眠

　レム睡眠とは先に紹介した「Rapid Eye Movement：急速眼球運動，（略してレム）」が現れる睡眠のことであり，ノンレム睡眠は文字通りそれらが現れない睡眠のことである。
　一晩の睡眠でこのレム睡眠とノンレム睡眠が交互に現れ，1.5時間ごとの周期で4～6回繰り返す（図1）。つまり，いったん寝つけば同じように見えるが，ヒトは一晩にこの2種類の睡眠を周期的に繰り返しているのである。
　レム睡眠では脳波上での脳波はうとうとしている状態だが，身体は脱力している。一方，ノンレム睡眠時の脳波は浅いまどろみからぐっすり熟睡している状態まで4段階に分けられており，身体の筋緊張がややみられる（図2）。

E．生物学的進化とレム睡眠とノンレム睡眠

　一般にレム睡眠は，爬虫類などの変温動物に近い「古いタイプの眠り」だといわれている。外敵にすぐに反応できるほどの意識レベルを保ちつつ，一方

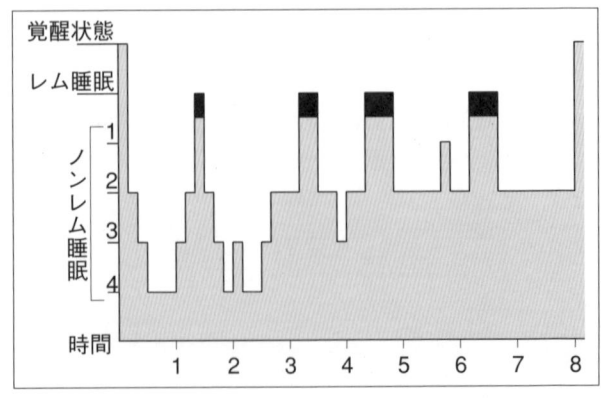

図1　レム睡眠とノンレム睡眠の現れ方

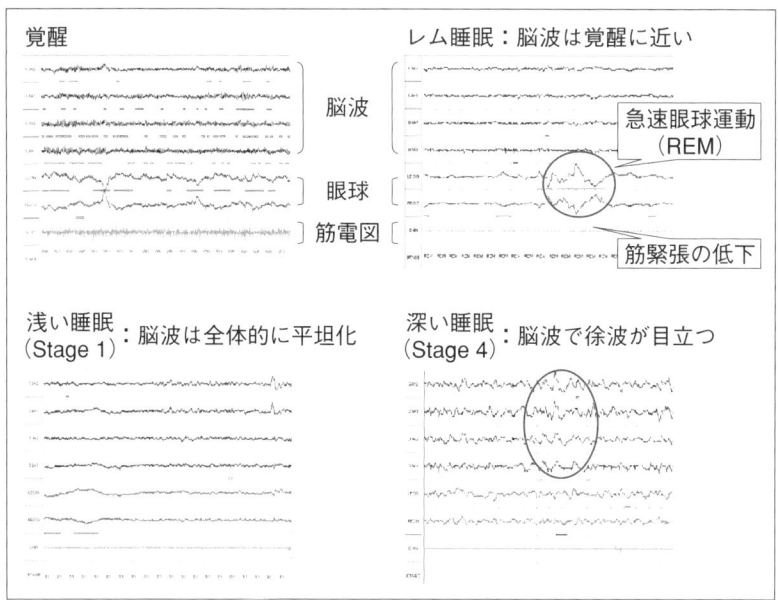

図2 覚醒時，レム睡眠，ノンレム睡眠時の脳波と身体の変化

で身体を休めてエネルギーを温存する生物学的な戦略の名残と説明される。しかし，生物が変温動物から恒温動物へと進化し，大脳が発達するにしたがってレム睡眠だけでは不十分となってきた。具体的にいうと覚醒状態がある程度保たれたレム睡眠では「大脳」の休息にならないのだ。

そこで「大脳の休息」のための睡眠として「ノンレム睡眠」が登場した。ノンレム睡眠時は覚醒時に比べブドウ糖の消費量が最大で40％にまで抑えられているとの報告もある。しかし，ヒトはなぜ古くて不完全なレム睡眠と新しくて効率のいいノンレム睡眠を組み合わせているのか。レム睡眠の役割として，意識水準や体温を下げるノンレム睡眠とその反対の覚醒状態の橋渡しをしているという説もあるが，今後さらなる解明が期待される。

F．レム睡眠，ノンレム睡眠の調節機構

人間はレム睡眠，ノンレム睡眠という種類の違う睡眠を一晩で交互に繰り返す。それでは，これらの調節機構はどのようになっているのか。1984年に

発表された睡眠研究の大家であるボルベイの説では,睡眠の現れ方は,以下の2つの基本法則にしたがっているとされている(2プロセスモデル)。ひとつは「睡眠は1日を単位とするリズム現象であり,脳内に存在する体内時計に管理されている」。これは難しくいうと「睡眠調節の概日機構(プロセスC)」と呼ばれている。もうひとつは「寝る直前までにどれだけ睡眠が不足しているかによって,眠りの質と量が自動的に決められている」。これは「睡眠調節のホメオスタシス機構(プロセスS)」と呼ばれている。つまり,健全な人間にとって,「夜がきたから眠くなる」のは前者であり,「疲れているからぐっすり眠れる」のは後者によるものである。

また,睡眠調節機構そのものは「液性機構」と「神経機構」の2つに分かれる。液性機構とは,睡眠不足の人間の脳脊髄液中に睡眠を引き起こす睡眠物質がありそれが睡眠をコントロールしているという機構である。

つまり,人間の体内には睡眠不足の割合に応じて増える天然の「睡眠薬」がある,と考えられ,その物質を探り当てるべくさまざまな研究が進められた。その結果,発見された睡眠物質の中で,現在,最も有名なのは「プロスタグランジン D_2」と「アデノシン」であろう。実際,「プロスタグランジン D_2」により睡眠が誘発されるが,この引き起こされた睡眠は生理的な睡眠とまったく区別がつかない。また,このプロスタグランジン D_2 の情報はアデノシンに引き継がれる。この「アデノシン」の働きを阻害することで覚醒効果をもたらすのが,馴染み深い「カフェイン」である。

G.加齢と睡眠

不眠を訴える年齢はさまざまであるが,一般的によく聞くのは「年をとってから眠りづらくなって……」というものであろう。一方で,生まれたての赤ん坊は1日のうちかなりの時間を眠っている。このように,睡眠は年齢によっても変わってくる。

加齢とともに総睡眠時間が減ること,レム睡眠・ノンレム睡眠の割合は生後,20歳ごろまでダイナミックに変化するといわれている(図3)。

加齢とともに深い眠りとされる徐波睡眠は減少することが多く,睡眠リズムは「早寝・早起き」パターンになることが多いとされる。だから老人が「若

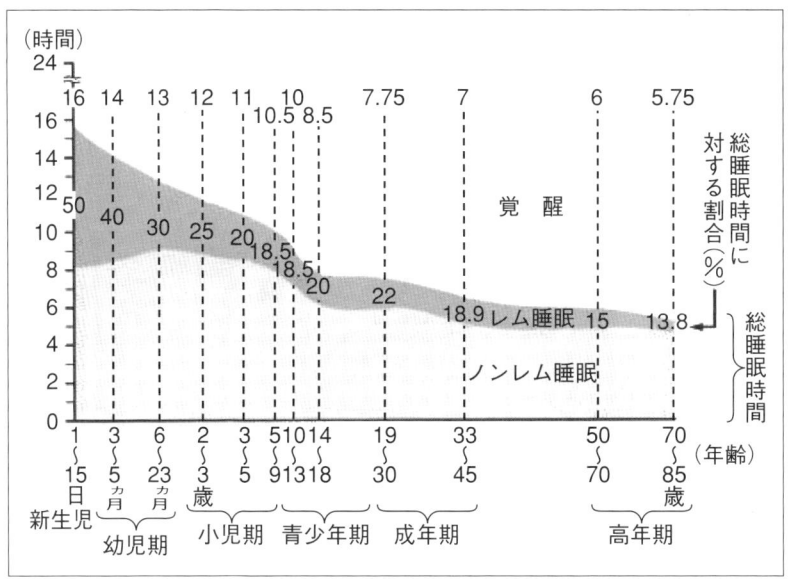

図3 年齢による総睡眠時間と割合の変化
(Roffwarg HP, et al.：Science 152(3722)：604-619, 1966 より引用改変)

いころのようにぐっすり眠りたい」と願っても，難しい場合が多い。このように同じ人間でも年齢によって呈する睡眠の像はさまざまである。

まとめ

人間は一晩のうちに，レム睡眠とノンレム睡眠を交互に繰り返す。それらは「睡眠調節の概日機構（プロセスC）」と「睡眠調節のホメオスタシス機構（プロセスS）」によって統制されており，年齢とともに必要な睡眠時間は変わってゆく。

文 献

1) Roffwarg HP, Muzio JN, Dement WC, et al.：Ontogenetic development of the human sleep-dream cycle. Science 152(3722)：604-619, 1966

（井上　香里，村上　純一，山田　尚登）

3. 松果体ホルモン・メラトニン

　14, 5年ほど前から，国内外のメディアでメラトニンのことがずいぶんと取り上げられるようになった．老化を防ぎ，免疫力を高め，がんや心臓病を防ぐなど，アンチエイジング効果を謳ういくつかの啓発本が契機となったようである．米国ではメラトニンがドラッグストアなどで処方箋なしに購入でき，健康食品のひとつとして広く認知されている．実際メラトニンには，フリーラジカルのスカベンジャー作用，免疫賦活作用，抗アドレナリン作用，抗けいれん・筋弛緩作用，抗高脂血症作用，血小板凝集抑制作用，抗エストロゲン作用など，多様な薬理作用が確認され，欧米では抗がん剤の副作用防止，白内障予防などをエンドポイントとした各種の治験が行われている（図1）．

　睡眠科学・時間生物学分野では，メラトニンのもつ睡眠・生体リズムの調整作用が早くから注目され，メラトニンの生体作用のなかでは性腺抑制作用（視床下部の中央隆起に作用し，LH-RHの生成分泌およびLHサージの抑制作用を持つ）と並んで最も精力的に生理メカニズムの解明が進んでいる．それらの知見を元に，最近ではメラトニン受容体アゴニスト（ラメルテオン®：武田薬品工業）が開発され，睡眠導入剤として上市されている．

A. メラトニンの分泌調節

　メラトニンは，主として松果体においてL-トリプトファンからセロトニンを経て生合成されるインドールアミンである．よく知られているように，セロトニンは気分，睡眠，衝動性などの調節に深く関わる神経伝達物

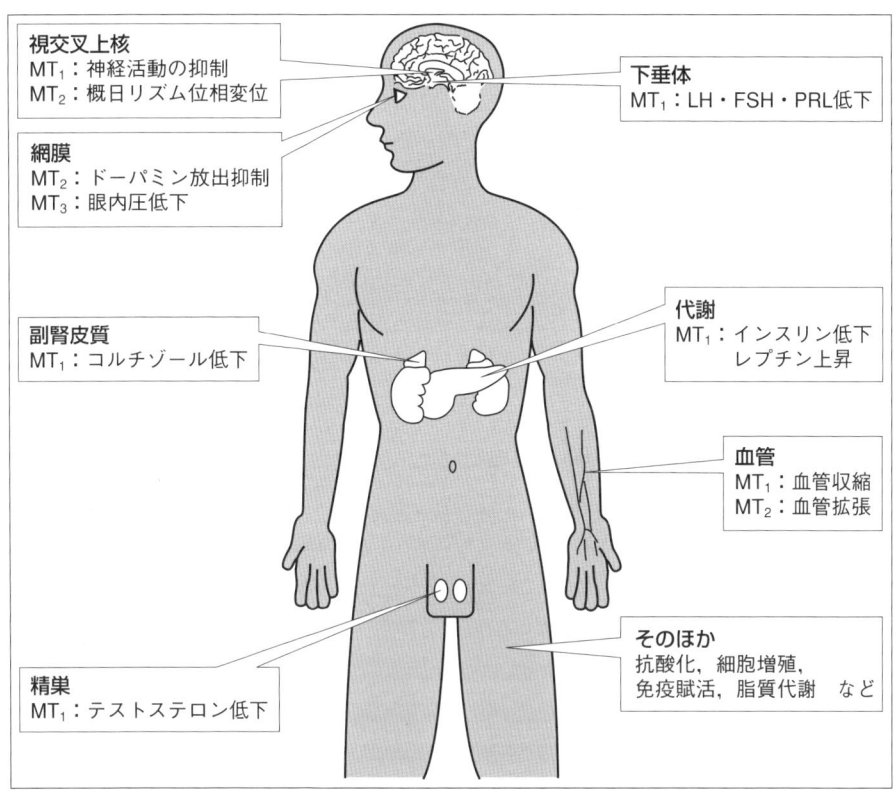

図1 メラトニンの生理・薬理作用
メラトニン受容体は1型（MT_1）と2型（MT_2）に分類される。視交叉上核には両タイプの受容体が存在する。MT_1刺激は視交叉上核の神経活動抑制による覚醒レベルの低下（眠気の増大），MT_2刺激によって位相反応が生じると考えられている。

質である。

　メラトニン合成の律速酵素であるN-acetyltransferase（NAT）活性は夜間に昼間の50～100倍にも上昇するため，松果体内および血中のメラトニン濃度も夜間に顕著に上昇する明瞭な日内変動を呈する。

　このようなNAT活性の昼夜変動は生物時計と明暗環境という2つの要因で調整されている。視交叉上核（生物時計）からの神経シグナルは，途中で抑制ニューロンを介しながら，胸髄中間外側核，上頸部交感神経節を

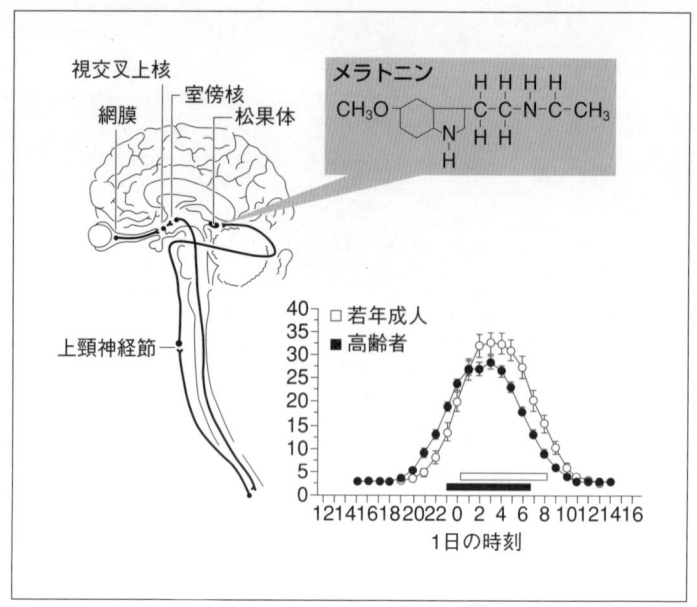

図2 網膜から松果体への神経伝達路 (Tozawa T, et al.：J Clin Endocrinol Metab 88 (10)：4689-4695, 2003[3]) より引用改変)
右下は若年者（白色，27名）と高齢者（黒色，42名）でのメラトニン分泌リズム．横棒は各年齢層での睡眠時間帯を示している．

経て交感神経節後線維となり，松果体 β 受容体に達する（**図2**）．昼間（明環境）には視交叉上核からのシグナルが増大し，夜間には減少するため，松果体では逆転して夜間に β 受容体が刺激され，NAT 活性が亢進してメラトニンの生合成が促進される．したがって，血中メラトニン分泌リズムは，生物時計である視交叉上核神経活動リズムを知るうえで有効な指標となる．

また，網膜から入力した環境光刺激（自然光，人工光）は，視神経―視交叉―視交叉上核（網膜視床下部路）を経た後，同経路を介して松果体に達してメラトニンの生合成を抑制する．ヒトの場合，メラトニンは数百ルクス以上の光で抑制され，照度が高いほど強く抑制される．ちなみに，一般住宅での夜間照明は500～1000ルクス，コンビニエンスストアの照明で

1000〜1200ルクス，晴日の室内窓際で2000〜5000ルクス，戸外では曇天でも数万ルクス以上の照度が得られる。自然光がメラトニン分泌に対していかに強い影響を有するか理解できる。視線方向によって網膜への入射光照度は大きく増減する。

メラトニンの生合成抑制に要する光照度は動物種によって異なり，例えばラットでは1ルクス程度の低照度によっても抑制される。ヒトでは数千ルクス以上の高照度光によってのみ抑制されると考えられていたが，日常生活環境下でも容易に曝露する機会のある数百ルクス程度の低照度光によっても，軽度ながら抑制されることが明らかになっている。家庭内の低照度光でも，長時間にわたり曝露することでメラトニンの有意な抑制が生じる。

普通の生活では，夜間には視交叉上核の神経活動と環境光刺激が同時に低下するためメラトニンが効率よく生合成されるが，交代勤務や夜型生活によって夜間に強い人工照明に曝露すると，生理的なメラトニン分泌が抑制され，生物時計に反した分泌パターンになる。いずれにせよ，メラトニンの生合成は生物時計と明暗環境の二重支配下を受けており，これらの情報を生体内の器官，組織，細胞に伝達する時計ホルモンとして働いている。

B. メラトニンの睡眠・生体リズム調節作用

多くの生物でメラトニンは生体リズム調節に重要な役割を果たしている。大別すると日長時間を参照した年周期リズム調節と，日内明暗サイクルを参照した概日リズム調節にメラトニンが関与している。

1）年周期リズムの調節作用

哺乳類の一部や鳥類では，メラトニンによる日長時間情報を介した年周期リズムの調節が行われている。例えば夏季繁殖を行うハムスターでは，冬季になり日長が短くなるとメラトニン分泌時間が延長するため，性腺萎縮が生じる。ヒトのメラトニン分泌リズムもまた日長時間に反応して年周期変化を示すことから，極地圏住民にみられる生殖の年周期リズム，冬季

の入眠・覚醒困難，冬季うつ病の発症に関連しているものと推測されている。

2) 概日リズムの調節作用

　生物時計の神経活動は自律的かつ継続的に約 24 時間周期で変動する。睡眠覚醒をはじめとする多くの生体機能は，視交叉上核の影響下で同様に約 24 時間周期の機能変動を呈する。これを概日リズム（Circadian rhythm：Circa＝約，Dian＝1 日）と呼ぶ。概日リズム周期は 24 時間ジャストではないため，そのままでは生体リズムは日々ずれてゆく。それを防ぐため，概日リズムを 24 時間周期に同調させるメカニズムの 1 つが位相反応である。位相反応とは，さまざまな時間的な手がかりを参照して，生体リズム位相を日々前進または後退させることで前日（前周期）と同じ時間帯に維持する生体反応である。位相反応を最も効果的に引き起こす因子は外界光（自然光，人工光）である。また，高照度光よりは弱いながら，メラトニンもヒトで位相反応を引き起こすことが明らかになっている。

　光やメラトニンの照射/投与時刻とその後（翌周期，翌日）に引き起こされるリズム位相変位をプロットしたものが位相反応曲線と呼ばれる。図3にヒトにおける高照度光およびメラトニンに対する位相反応曲線を示した。午前 0 時ころに入眠しているケースでは，夕方前後に相当する時間帯にメラトニンを投与すると，最も効率よく位相前進が生じることがわかる。逆に，明け方から午前中にかけてメラトニンを投与すると，位相後退が生じる。

　メラトニンは外界の明暗サイクルや日長時間を内分泌ホルモンシグナルに変換している。そして，位相反応を介して概日リズムを 24 時間周期の同調する一助をなしている。ただし，ヒトの概日リズム調節に内因性メラトニンが果たす役割は確定していない。上述のメラトニンによる位相反応は薬理学的高濃度で確かめられたものであり，また大きな位相変位をもたらす時間帯の大部分は，生理的なメラトニン分泌がみられない。齧歯類や鳥類に比較して，メラトニンがヒトの概日リズム調節に及ぼす生理作用は限定的であるかもしれない。

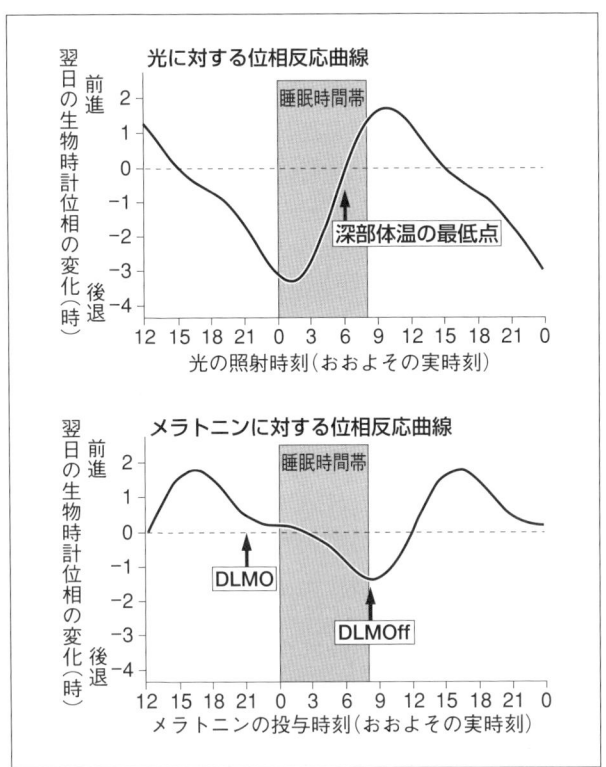

図3 ヒトにおける高照度光(上)およびメラトニン (下)に対する位相反応曲線

上図：5000〜10000ルクスの高照度光を6.7時間1回照射した後の位相反応をプロットしてある。(Khalsa SB, et al.：J Physiol 549 (Pt 3)：945-952, 2003[4])より改変引用)

下図：若年成人にメラトニン3 mgを3日間連続で投与した後の累積位相反応をプロットしてある。

DLMO (Dim Light Melatonin Onset)：内因性のメラトニン分泌開始時刻／DLMOff (Dim Light Melatonin Offset)：内因性のメラトニン分泌終了時刻

(Burgess HJ, et al.：J Physiol 586 (2)：639-647, 2008[5])より改変引用)

※上下図ともに，元データでは横軸はDLMOなどを指標にした相対時刻で示されているが，筆者がおおよその実時刻を当てはめて表記した。

3）催眠作用

　薬理学的血中濃度をもたらす中～高用量のメラトニン投与後に，主観的眠気の増大，睡眠ポリグラフ上での入眠潜時の短縮などの催眠作用が急性かつ一過性に生じる。より生理的分泌レベルに近い血中濃度をもたらす低用量のメラトニンも催眠作用を発揮するが，その作用はごく軽度である。そのほか，メラトニン投与後に stage 2 の増加，stage 4 の減少，REM 密度の増加などが認められたとする報告があるが，急性もしくは亜急性投与では睡眠構築におおむね大きな変化を認めないとする報告が多い。

4）深部体温低下作用

　メラトニン服用後に深部体温が急性かつ一過性に低下する。夜間のメラトニン分泌を抑制すると深部体温リズム振幅は減少する（体温低下が減衰する）。ただし，日中にメラトニン投与した際には 0.3～0.4℃ の範囲内で深部体温低下が認められるのに対して，内分泌がみられる夜間投与時には深部体温への影響は乏しい。すなわち，通常の内分泌レベルを超えて血中メラトニン濃度を上昇させても生理的変動幅を超えた低体温症に陥る危険性は少なく，このことにより比較的安全にメラトニンを臨床使用することができると考えられている。

5）睡眠調節に果たすメラトニンの役割

　先に述べたメラトニンによる位相変位作用，催眠作用，体温調節作用はすべて薬理作用であり，生理作用として実証されたものはない。生理的に分泌されたメラトニンがヒトの睡眠調節に果たす役割はいまだ不明な点が多いが，以下のように考えられている。

　定時に就床・入眠している場合，入眠時刻の 2～3 時間ほど前から生理的な眠気が増大してくる。この時間帯はメラトニン分泌が開始する時刻（Dim Light Melatonin Onset，図 3）とおおむね合致しており，内因性メラトニンがメラトニン 1 型受容体（MT_1，図 1）刺激を介して覚醒を維持する機

能を持つ視交叉上核の神経活動を抑制することで，眠気が生じると推定されている。

　また，メラトニンは睡眠覚醒の調節にかかわる種々の生体機能リズムをコーディネートする役割も有する。例えば，活動する日中には中枢神経系を含めた深部体温の温度は高く保たれているが，逆に就床時刻以降の睡眠時間帯では体表からの熱放散が促進して脳温は低下する。先にも述べたようにメラトニンはそれ自体が深部体温の低下作用を有し，入眠期の熱放散に一役買っている。寝入る前に赤ちゃんの手足がぽかぽかと暖まるのは熱放散をしているためである。

C. 臨床応用

1）治療適応

　非24時間睡眠・覚醒症候群，睡眠相後退症候群，時差症候群，交代勤務睡眠障害などの概日リズム睡眠障害に対して，0.5 mg～数 mg オーダーの低用量のメラトニンが有効であることが明らかにされている。また，不眠症や高齢者・認知症高齢者の睡眠障害に低用量のメラトニン補充療法が試みられている。これは，夜間メラトニン分泌が低下する高齢者のなかでも特に不眠高齢者ではメラトニン分泌量が低いことを根拠にしている。しかしながら，最近報告された系統的レビューによれば，メラトニンの有効性が確認されたのは睡眠相後退症候群のみであり，少なくとも短期投与では時差症候群，交代勤務，大部分の原発性および二次性睡眠障害については治療効果を支持するエビデンスに乏しいと結論づけられた。今後も治験の蓄積が必要である。

　ただし，最近開発されたメラトニン受容体アゴニストであるラメルテオン（武田薬品工業）はヒトメラトニン1型受容体（MT_1）に対する親和性がメラトニンそのものよりも5倍以上高く，不眠症に対して有意な治療効果を発揮することが明らかにされた。また，概日リズム位相変位に関連すると考えられている2型受容体（MT_2）に対する親和性も3倍以上高いことから，概日リズム睡眠障害に対する治療効果についても期待される。

2）投与時刻

　メラトニンを用いる際には先に述べた位相反応曲線の特性を十分に考慮して投与する必要がある。例えば非24時間睡眠・覚醒症候群や睡眠相後退症候群など，リズム位相が後退しているケースでは，翌日の位相前進が期待できる時刻に経口投与する。具体的にはDLMOの4～6時間前（おおよそ入眠時刻の6～8時間前）に投与することが必要である。メラトニンを就床直前に服用するよう指導を受けているケースがみられるが，睡眠・覚醒リズム位相の前進には効果が乏しい。むしろ，高用量を服用することによって夜半～翌午前中にかけての位相後退域に血中メラトニン濃度が高く維持されることになり，睡眠相後退が悪化することもある。

　個々の患者に対して至適投与時刻を決めるのは容易ではない。最も信頼できる決定法はDLMO時刻から逆算することである。血清メラトニンを測定する業者も国内にあるが，健康保険の適応外であるので実地臨床で測定することは現実的でない。したがって，健常成人ではDLMO時刻から入眠時刻まで平均2～3時間であることを踏まえて（かなり個人差が大きい），位相前進が期待できるメラトニン投与のタイミングを患者の入眠時刻から概算して試験的に投与し，臨床効果に応じて投与時刻の修正を行うのが現実的である。通常我々が用いるメラトニン製剤の半減期は30分程度と極めて短い。そのため，推定された位相前進域を広くカバーして血中メラトニン濃度を高めるために，先の時間帯を中心に1～2時間の間隔をおいて2分割もしくは3分割投与することで効果が高まるケースもある。

まとめ

　ヒトの睡眠覚醒調節に果たすメラトニンの役割について概説した。メラトニンおよびメラトニン受容体アゴニストは臨床応用されており，治療法も改良が続けられている。あまたある睡眠調節ホルモン研究の中でも直接的に臨床分野に成果が還元できた数少ない成功例のひとつであるといえる。メラトニンのより詳しい説明や臨床例については著者の別書を参考にしていただきたい[1,2]。

文 献

1) 草薙宏明, 三島和夫:睡眠・覚醒リズム障害. 睡眠医学を学ぶために―専門医の伝える実践睡眠医学―, 立花直子 編, 永井書店, 大阪, 2006, pp282-292.
2) 三島和夫:メラトニン. 睡眠学. 日本睡眠学会 編, 朝倉書店, 東京, 2009, pp55-61.
3) Tozawa T, Mishima K, Satoh K, et al.:Stability of sleep timing against the melatonin secretion rhythm with advancing age:clinical implications. J Clin Endocrinol Metab **88**(10):4689-4695, 2003.
4) Khalsa SB, Jewett ME, Cajochen C, et al.:A phase response curve to single bright light pulses in human subjects. J Physiol **549**(Pt 3):945-952, 2003.
5) Burgess HJ, Revell VL, Eastman CI:A three pulse phase response curve to three milligrams of melatonin in humans. J Physiol **586**(2):639-647, 2008.

〈三島　和夫〉

4. 睡眠学とは

　最近，日本人の生活スタイルが夜型化して，睡眠時間は年々減少している。NHKの「国民生活時間調査」によると，22時に就寝している人の割合が1960年には60％を超えていたのが，2000年には20％台にまで落ち込んだ。総睡眠時間を他国と比較しても日本は最も短い部類に入る。睡眠時間が短くても，日常生活に支障がなければ問題はないが，実際には睡眠時間に対する満足度が低いので，看過できない。

　ヒトは日の出とともに起床して，日中に活動し，日が沈むと休息をとるという生活が生物としての本来の姿であるが，稼働率を上げるために連続操業をする会社が急増し，労働者は交代勤務や時差勤務を余儀なくされ，夜に活動して昼間に眠るなど自然の昼と夜の環境とは異なった明暗サイクルで生活する機会が増えてきた。このような生活環境が体内リズムを狂わせ，正常な睡眠がとれない人々の増加を生み出し，不眠症は5人に1人，睡眠薬使用は20人に1人といわれるまでになっている。

　社会生活を営むにあたって，眠気の強い状況では作業能率や学業成績の低下がみられ，社会経済的損失をまねく。これまでの多くの調査から産業事故や交通事故の多くが深夜や早朝に眠気と関連して発生したことが報告されており，このような夜間勤務や交代勤務の問題は今後ますます増加すると予想される。

　私たち日本人は世界でも勤勉な国民として有名である。不眠不休を美徳として先進国といわれる地位を獲得したが，1日24時間という限られた時間の中で私たちが削ってきたものは，実は適切な"睡眠""食事"という生きていくために必要不可欠な営みであった。心身ともに健康で，QOLの

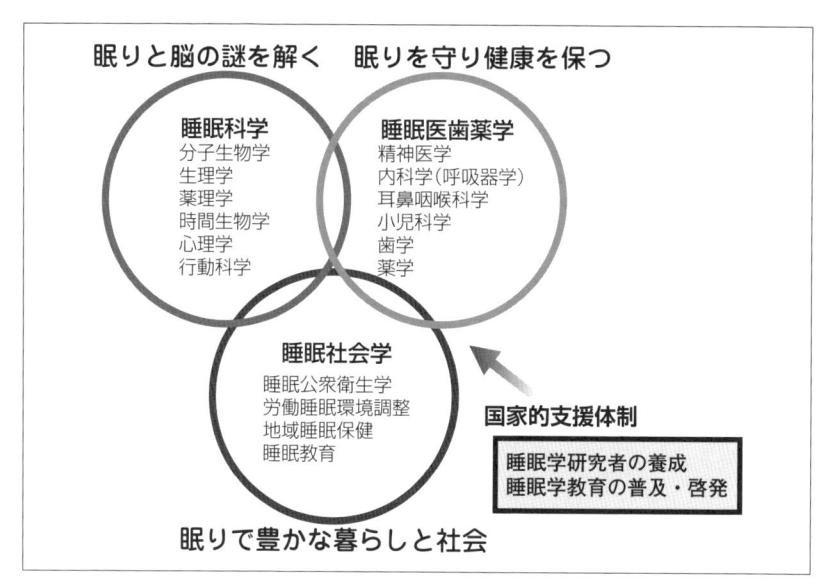

図1　睡眠学

高い生活を送るためにはいかに睡眠が大切か，再認識する時期にきている。2000年から厚生労働省では「21世紀における国民健康づくり運動（健康日本21）」の推進を進めており，そのなかで睡眠に関する指針も掲げている。

　24時間社会の加速化により，私たちの心身は確実に蝕まれている。睡眠に関する正しい知識を習得し，健康で快適な生活を維持していくために「睡眠学」（図1）の切り口からさまざまな調査，研究，予防・治療法の開発，国民への啓発が行われていくべきである。「睡眠学」という新しい学問体系が，日本学術会議で提唱されたのはつい最近の2002年のことである。

　睡眠科学は「眠りと脳の謎を解く」という内容で，睡眠の役割やメカニズムを研究する領域である。睡眠は単なる活動の停止や休息といったものでなく，その間に生命に必須の生理機能が営まれている。睡眠は生体防御技術を備え，情報処理など脳の高次機能を発揮する。脳の総合機能として積極的に睡眠が起こるのである。睡眠や覚醒にかかわる神経伝達物質の研究や，睡眠を引き起こす物質（プロスタグランジン D_2，グルタチオン）の研究が盛んに行われている。

最近では，睡眠と覚醒のリズムを作り出している時計遺伝子が発見され，この遺伝子が内分泌代謝，循環など身体のリズムとも関連していることが明らかにされた。このような研究成果は病気の予防や治療にも役立つ。

　睡眠医歯薬学は「眠りを守り健康を保つ」という内容でさまざまな睡眠障害の診断，治療，予防の研究を行う領域である。
　現在，睡眠障害については国際分類で107の診断名が挙げられている。不眠は神経症，うつ病，統合失調症など，精神疾患において必発症状であるばかりでなく，初期症状や増悪因子として極めて重要である。また，睡眠時無呼吸症候群は有病率が高く，高血圧，糖尿病，脳血管疾患を併発するなど重要な疾患である。さらに，多くの身体疾患では睡眠障害を併発する。睡眠障害はそれ自体の問題のみならず，睡眠障害により，脳や身体の修復，成長，免疫といった睡眠の機能が障害され，昼間の活動性低下につながることに注目すべきである。
　現状では，これまでに得られた睡眠障害の知識や治療技術が十分に広まっておらず，一般医療レベルでは睡眠医歯薬学の教育・普及が十分とはいえない。

　睡眠社会学は「眠りで豊かな暮らしと社会をつくる」という内容で，睡眠のとり方や睡眠不足が社会生活に大きく影響していることから，社会，経済問題を研究する領域である。
　夜型社会が睡眠障害を招来している。夜型社会は，幼小児の睡眠を障害し，学童の活動性，学業成績の低下をもたらしている。産業事故や交通事故の多くが，深夜や早朝に眠気と関連して起こっている。また，交代勤務や大陸間の短時間移動などに伴う時差ボケから生じる健康問題も重要である。睡眠障害は心筋梗塞，脳梗塞の増悪因子であり，睡眠障害の予防により1兆6000億円の医療費が節約できると試算されている。生体リズムの側面から研究が進められ，勤務スケジュールの調整により，労働疲労を軽減する方策もあるが，現在の日本ではその重要性が十分に認識されているとはいえない。今後，健全な社会生活を営むために，非常に重要な研究課題である。

今後睡眠学は，社会学，文化学，さらに幅広く，工学，経済学などを含め，各研究分野の情報やアイデアを交換しながら，領域を広げて学際的に取り組むことが必要である．また睡眠に関連した社会的な問題解決のためには，広く社会の理解を得ながら，国家的プロジェクトとして幅広く睡眠研究，睡眠学を充実することが望まれる．

文　献

1) 井上昌次郎：眠りを科学する．睡眠学．日本睡眠学会 編，朝倉書店，東京，2009.

〈宮崎総一郎，大川　匡子〉

5．睡眠科誕生

　愛知医科大学病院に睡眠科が誕生したのは，平成20年元旦であった．なぜ，元旦に設置されたのかには理由があった．その日は，わが国でリタリン®（メチルフェニデート）の不正使用と過剰投与を防ぐ目的で，リタリン（処方）登録医師制度が導入された日だったからである．
　リタリンは平成19年10月26日に保険で"うつ"の適応症が排除され，現在適応症はナルコレプシーのみとなった．しかし，ナルコレプシーという居眠り病（過眠症）の診断を正確につける診療科はどこなのかがはっきりしていなかった．そのため，愛知医科大学では病院内で第31番目の新しい診療科（ただし，院内標榜のみ）として，「睡眠科」が開設された．
　睡眠科と睡眠医療センターの違いはあるのかとよく質問される．当院の中央診療部に睡眠医療センターが開設されたのは，いまから10年前の平成12年6月であった．現在も睡眠医療センターは存続し専任の臨床検査技師7名が配置され，一方睡眠科には専任医師3名，兼務医師2名，非常勤医師3名が在籍している．両者の役割の分担は明確である．睡眠医療センターは睡眠ポリグラフ検査を中心とした"睡眠障害の診断"を担い，一方睡眠科は"睡眠障害の治療"を担っている．
　睡眠科が必要であった大きな理由はもうひとつある．それは，これまでは睡眠時無呼吸症候群（SAS）の診療が大半を占めていたが，最近はナルコレプシー，むずむず脚症候群（RLS），レム睡眠行動異常症（RBD）の患者が急増してきたことである．睡眠科の独立した睡眠専門外来は，平成14年7月に設置されたが，そこに睡眠無呼吸外来，ナルコレプシー外来，不眠外来，むずむず脚外来，さらに特殊過眠症外来の表札が掲げられるよう

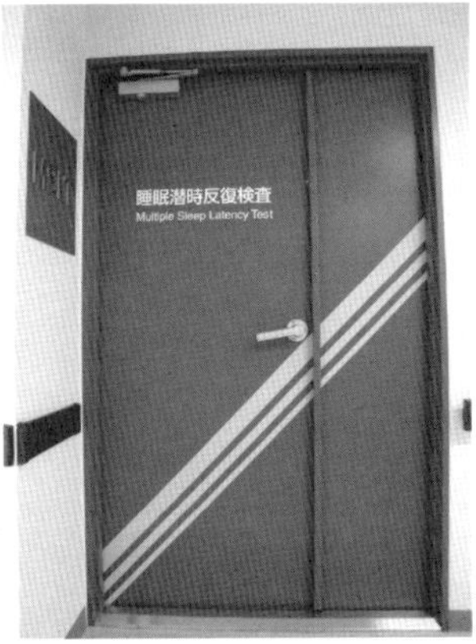

図1　MSLT専用室
（平成20年4月オープン）

になり，現在はSAS以外の睡眠障害の診療が非常に幅広いものになってきた．

平成20年4月からは，わが国で反復睡眠潜時検査（MSLT）の保険適応が認められたため，当院病棟の睡眠医療センターの専用個室5つのうち1つを，完全に遮音・遮光してMSLT専用室（図1）に改造し，本格的なMSLTによるナルコレプシーの診断が始まった．また，平成16年からは，大学院医学研究科臨床医学系睡眠医学が設置され，いまは大学院生が3名在籍しているが，このたび診療科になったため，医学部5年生の学生が毎週BSLに来るようになり，ようやく私立医科大学で睡眠科の臨床教育がスタートしたところである．

振り返れば，平成10年4月にCPAPの保険適応が承認され，愛知医科大学病院の内科の午後診に睡眠無呼吸外来を開設してから，12年が過ぎ，ようやく睡眠科（院内標榜）を開設するに至ったが，いまや循環器の専門医でありながら診療，研究，そして教育までも睡眠一色に染まっている．近い将来，標榜診療科名の表記で「睡眠科」が厚労省によって認められ，そして全国各地の病院や開業医にも睡眠科が誕生する日が待ち望まれる．

（塩見　利明）

II
代表的な眠りの病気

1. 不眠

A．精神生理性不眠

1）精神生理性不眠とは？

　健康な人でも，翌朝早起きしなくてはいけない場合や，翌日の大切な用件のために十分眠っておこうと思った場合に，「眠ろう眠ろう」とすると，なかなか寝つけず，焦れば焦るほど目が冴えてしまう．むしろ，「今夜はもう眠れなくてもよい」と諦めてしまうと，緊張感や焦りが消え，すぐに寝つけるものである．

　睡眠に対する強いこだわりにより，「眠ろう眠ろう」とすることで慢性的に不眠が出現するのが精神生理性不眠である．精神生理性不眠は，「条件付けられた慢性不眠」であり，慢性の不眠により，不眠への恐怖・不安が際限なく増強し，さらに不眠が増悪するという悪循環に陥っている．典型的な症例では，日中から「今夜は眠れるだろうか？」という不安が出現し，睡眠不足のため眠気を感じているにもかかわらず，昼寝をしようと臥床しても眠ることができない．夜眠気を感じて自分の寝床に入ると，いつもの不眠の苦痛が思い出され，目が冴えてしまう．しかし，眠ろうとしないで，ソファでテレビをみるなど単調な活動をしているといつの間にか眠ってしまったり，旅先などいつもと違う環境では比較的よく眠れることが多い．不眠が自分のすべての問題の原因であり，睡眠がとれさえすればこれらの問題が解決すると考えているものが多い．長期間にわたって一睡もできていないと訴える場合もある．

表1 不眠症の全般的診断基準

A. 入眠困難，睡眠維持困難，早朝覚醒，慢性的に睡眠の質が低下，あるいは慢性的に睡眠による疲労回復が不能であるという訴え．小児では睡眠困難はしばしば世話をする者（親，保育士など）によって報告され，決まった時刻に就床したがらなかったり，単独で入眠することができないことを含む．
B. 上記の訴えは適切なタイミングや環境で睡眠をとろうとしているにもかかわらず生じている．
C. 夜間の睡眠困難に関連した日中の機能障害が以下のうち1つ以上認められる．
　ⅰ．疲労や倦怠感
　ⅱ．集中力，注意や記憶の障害
　ⅲ．社会的あるいは職業上の機能低下や，学業不振
　ⅳ．気分の障害やイライラ
　ⅴ．日中の眠気
　ⅵ．意欲，活力，決断力の低下
　ⅶ．ミスの増加，職務中や運転中の事故の危険性増加
　ⅷ．睡眠不足に伴う緊張，頭痛や消化器症状
　ⅸ．睡眠に関する不安や心配

(American Academy of Sleep Medicine：The international classification of sleep disorders：diagnostic & coding manual（2nd ed）. American Academy of Sleep Medicine, Westchester 2005 より引用)

表2 精神生理性不眠の診断基準

A. 患者の徴候は不眠の診断基準を満たす．
B. 不眠は1ヵ月以上持続している．
C. 寝床内における条件付けられた睡眠困難や覚醒度上昇を示す，以下の1つ以上の徴候が見られる．
　ⅰ．睡眠に関する過剰な関心と不安の増強
　ⅱ．希望する時刻に就床した際や仮眠をとろうとした際の入眠困難があるにもかかわらず，眠ろうと意図しない単調な活動中には容易に入眠してしまう
　ⅲ．自宅でない場所の方が，自宅よりもよく眠れる
　ⅳ．寝床内での精神的興奮は，侵入性の想起や，睡眠を妨げるような精神活動を意志の力で止めることができないという実感，といった特徴をもつ
　ⅴ．身体の緊張亢進は，眠りに入るために十分な程度身体をリラックスさせることができないという実感を伴う
D. この睡眠障害は，他の睡眠障害，内科的障害，神経障害，精神障害，薬剤使用，薬物乱用により説明できない．

(American Academy of Sleep Medicine：The international classification of sleep disorders：diagnostic & coding manual（2nd ed）. American Academy of Sleep Medicine, Westchester 2005 より引用)

国際睡眠障害分類第2版（ICSD2）による，不眠症全般の診断基準，精神生理性不眠の診断基準を**表1, 2**に示す．不眠症とは，希望するだけの睡眠がとれない，あるいは，睡眠で疲れがとれない状態が慢性に持続していることに加えて，日中に集中力低下などの機能障害がみられることである．不眠を訴えても日中に影響がみられない場合は，不眠症とは診断しない．精神生理性不眠の診断には，上記の全般的不眠症の診断基準を満たし，他の不眠の原因がないことを確認したうえで，自分の寝床に入ることで睡眠を妨げる精神的興奮や身体的緊張が引き起こされるという条件付けが成立していることが必要である．

2）疫学・経過

精神生理性不眠は一般人口の1～2％，睡眠障害専門医療機関の患者の12～15％にみられる．女性に多く，小児ではまれである．発病前からストレスや環境の変化により一過性の不眠を呈していることが多い．健康や幸福，日中の遂行能力について過度に心配する者が多い．

治療が行われないと，精神生理性不眠は長期間持続し，徐々に悪化する．長期間持続する不眠は，うつ病発病のリスクを高め，処方された睡眠薬や薬局で購入できる睡眠改善薬の過剰使用を引き起こしやすい．マスコミなどで流布しているさまざまな「快眠法」を次から次へと試みては失敗し，無力感にさいなまれることを繰り返す．

3）治　療

精神生理性不眠の患者は，不眠を解消しよう考えて，むしろ不眠を悪化させてしまう生活習慣・睡眠習慣を形成しているものが多い．眠くないのに無理に眠ろうとする，長時間寝床内で過ごす，日中もなるべく動かないで臥床がちの生活を送る，寝酒や薬局で購入できる睡眠改善薬を長期間連用するなどである．また，医師から処方された睡眠薬の服用法にも誤解や問題がある者が多く，早すぎる時刻から睡眠薬を服用する，医師の指示を守らず自己判断で睡眠薬を減量・中止・増量する，年齢相応な生理的な睡

眠の範囲を超えた睡眠をとるために睡眠薬を要求する，睡眠薬の持ち越しによる午前中の眠気・倦怠感を不眠によるものと誤解しさらに睡眠薬増量を要求するなどである。精神生理性不眠患者では，自分の睡眠を過小評価（睡眠状態誤認）していることが多く，家族や介護者からみて十分に睡眠をとっているにもかかわらず，不眠を訴え続けることが多い。

精神生理性不眠患者では，上記のようなさまざまな問題をもつ者が多く，通常の用量の睡眠薬だけでは十分な効果が得られず，用量がどんどん増加してしまうことが多い。不眠を悪化させるような生活習慣・睡眠習慣があれば睡眠衛生指導によりこれを是正する。睡眠薬の服用法についても，誤った服用法をしていないか検討し，服薬指導を行う。刺激制御療法，睡眠時間制限療法などの認知行動療法を併用することが有効である。

まとめ

近年の「健康ブーム」や，「健康日本21」「メタボ検診」などの生活習慣病予防施策により，十分な睡眠を確保することの重要性が認識されるようになった。しかし，睡眠のメカニズム，よい睡眠をとるための具体的方法などの情報が十分に啓発されていない。食事習慣・運動習慣は本人の努力により改善することができるが，冒頭に記したとおり，「眠ろう眠ろう」とすればするほど不眠が誘発されてしまうため，不眠・睡眠不足の弊害のみを啓発することは，精神生理性不眠患者を量産してしまう危険がある。

文　献

1) American Academy of Sleep Medicine：The international classification of sleep disorders：diagnostic & coding manual（2nd ed）. American Academy of Sleep Medicine, Westchester, 2005.
2) Buscemi N, Vandermeer B, Friesen C, et al.：Manifestations and Management of Chronic Insomnia in Adults. Evidence Report/Technology Assessment No. 125.（Prepared by the University of Alberta Evidence-based Practice Center, under Contract No. C400000021.）AHRQ Publication No. 05-E021-2. Agency for Healthcare Research and Quality, Rockville, June 2005.

不眠を訴える68歳女性

　以前より，時になかなか寝付けないことや，中途覚醒して再入眠できないことがあったが，一過性であった。60歳頃から夜間の入眠困難，中途覚醒が出現し，何日も持続するようになった。寝つけても睡眠は浅く，夢ばかり見て熟眠できなかった。夕方になると「今夜もまた眠れないのではないか」という不安が出現し，さらに入眠が困難となった。かかりつけ医より睡眠薬を処方され，当初は効果があったが次第に効かなくなり，睡眠薬を連用することへの不安もあったため服薬を中止してしまった。夜は，夕食後すぐに床に入り，部屋を暗くしているがなかなか眠くならず，朝は寝不足のためなかなか床を離れられず，かといって日中も全身倦怠感があり，眠気があるのに昼寝もできない日々が続いていた。こんなに眠れないと病気になってしまうのではないかと心配で当科受診した。

　初診時，うつ病などの精神疾患，睡眠を障害する身体疾患，また周期性四肢運動障害のような睡眠障害の存在を疑わせる症状はみられず，精神生理性不眠と考えられた。不眠への不安が強く，毎日8時間眠らないといけないという思いこみが強かった。睡眠薬に対する不安感も強かったため，短時間でも深く眠ればよいこと，何日も一睡もしなくても病気になることはなく，その前に目覚めていられなくなること，現在の睡眠薬は安全であり連用しても心配のないことなどをよく説明し，抗不安薬と睡眠薬を処方した。また，眠気がでてくるまで床に入らないことや，日中外出して日光を浴び，適度に身体を疲れさせることなどを指導した。

　その後外来に通院中である。本人の希望通りにぐっすりと8時間眠ることはできないが，不眠に対する恐怖感は幾分和らぎ，「一晩眠れなくても，次の日に眠れると思えるようになり，だいぶ楽になった」と余裕もでてきている。

（田ヶ谷浩邦）

B. 認知行動療法

「寝る時間が近づくと今日は眠れるのかと不安になる」「布団のなかでいろんなことを考えてしまって眠れない」「少しでも身体を休めるために，早めに布団に入る」。このような訴えをよく耳にする。不安や考えごとは不眠症を維持させることがあり，寝るための努力がかえって眠りを妨げている場合もある。不眠症に対する認知行動療法（Cognitive Behavioral Therapy for Insomnia：CBT-I）はこのような訴えに注目し，不眠の維持と関連している生活習慣や不安・緊張，考え方を見直すことで不眠症を改善する治療法である。現在，CBT-I は慢性の不眠症に対する標準的な治療として米国睡眠学会が推奨している[1]。また，その改善効果は薬物療法と同等もしくは優れていることが示されている[2]。では，CBT-I は不眠のどのような症状に効くのだろうか？

1）認知行動療法の適応と効果

現在，CBT-I の効果に関して，4 つのメタ分析が行われている[3~6]。メタ分析とは過去に行われた複数の研究成果を統合し，その効果を検討する方法である[7]。4 つのメタ分析研究から，CBT-I を行うことで不眠症状，特に「入眠するまでにかかる時間」と「入眠後の中途覚醒時間」が減少し，睡眠の質も改善することが明らかにされている。我々が最近行ったメタ分析において，治療終了してから 12 ヵ月経っても CBT-I の効果は持続し，総睡眠時間も治療前より長くなることを明らかにした。また，CBT-I を行うことで，抑うつ症状などの精神症状が軽減することもわかった。このことから，CBT-I は入眠困難ないし中途覚醒後の再入眠障害の改善に強い効果を発揮し，長期的には総睡眠時間も増加させることが期待できそうである。さらに，不眠と関連した精神症状の軽減にも効果的と推測される。以下に，CBT-I の具体的な技法について紹介する。

2) 認知行動療法の実際

　CBT-I は複数の治療技法を組み合わせて用いられることが多い[8]。当クリニックでは，①心理教育（Psychoeducation），②睡眠衛生（Sleep Hygiene），③リラクセーション（Relaxation），④刺激統制法（Stimulus Control），⑤睡眠制限法（Sleep Restriction），⑥認知療法（Cognitive Therapy）を組み合わせて実施している。

a．心理教育

　不眠症患者のなかには，睡眠に対して誤った理解をしている人が多い。心理教育では不眠の発症・維持のメカニズムと治療技法，睡眠段階と年齢の関係，睡眠リズムなどについて説明し，睡眠に関する正しい知識と理解を深めることが肝要である。

b．睡眠衛生指導

　コーヒーやたばこ，お酒などの嗜好や体温なども場合によっては，睡眠を妨げることがわかっている。入眠困難や中途覚醒と関連したこのような生活習慣を見直し，睡眠を促す方法が睡眠衛生である。睡眠を妨害するような生活習慣がある人は，睡眠衛生によって生活習慣を整えることで睡眠が改善されることがある[9]。

c．リラクセーション

　布団（ベッド）に入ると目が冴えてしまう場合，「早く寝なくちゃ，明日起きられない」とか「今日も眠れないんじゃないか」といった考えからくる不安や緊張を伴っていることがある。不安や緊張は覚醒と深く関係しているために眠りが妨害されてしまう。リラクセーションは，不安・緊張と相反するリラックス状態を促進する方法であり，身体が緊張している状態と力が抜けている状態（リラックス状態）との違いを十分に意識し，リラックス状態を自ら作り出せるように繰り返し練習する。リラクセーションによって寝る前の不安や緊張を和らげると，眠気が促進される。

d．睡眠調整法

　布団に入ると目が覚めてしまう人は，長年の不眠によって「布団に入る＝覚醒」パターンが習慣化してしまったからだと考えられている。このような布団と覚醒との結びつきを以前のような「布団に入る＝睡眠」パター

表1 睡眠調整法の手順

1. ここ2週間の平均睡眠時間を計算し，寝る時間を設定しましょう（5時間未満の場合，5時間に設定）．
2. 起床時間を決めて，毎日その時間には起きましょう．
3. 起床時間から平均睡眠時間を引いた時間を就寝時間にしましょう．
4. ベッド（布団）に横になるのは，眠くなったときか設定した就寝時間になった時だけにしましょう．
5. 約15分たっても寝つけないときは，ベッド（布団）を出ましょう．リラックスできることをし，再度眠くなったらベッドに入りましょう．
6. 寝ること以外の活動（性交渉は除く）でベッドは使わないようにしましょう．
7. 日中や夕方の昼寝，うたた寝は避けましょう．
8. 2〜7を1週間続けましょう．
9. 1週間にわたって床上時間の85％以上*寝られたら，睡眠時間を15分増やし，2〜7を続けましょう．

*計算方法：平均睡眠時間÷平均床上時間×100

ンに修正する方法が刺激統制法と睡眠制限法である．刺激統制法は，眠くなったときだけ布団に入り，15分以上眠れない場合は布団から出ることを繰り返し行う方法である．こうすることで，「布団に入る＝睡眠」パターンを取り戻す手助けをする．睡眠制限法は2週間，実際に寝ていた時間の平均時間を計算し，その時間に基づいて就寝時間と起床時間を設定する方法である．眠る時間を設定し，布団に入る時間を制限することで一時的に軽い睡眠不足状態となる．これによって眠気が促され，入眠までにかかる時間が短縮し，睡眠の持続時間が増加する．当クリニックのカウンセリングでは，刺激統制法と睡眠制限法を組み合わせた睡眠調整法[10]を用いている（**表1**）．

睡眠調整法と合わせて，「時計」を制限することもある．寝つけないときや途中で起きてしまったときに，起床までに残された時間や何時間眠っていたかを知るために時計を確認して，余計あせってしまうことがある．それだけではなく，時計をみることで，起きていた時間や中途覚醒回数が記憶に残り，不眠感を強めている可能性もある．まさに，眠りたいのに眠れていない証拠探しをしている状態に陥っているといえよう．そのような場合は，目覚まし時計を睡眠調整法で決めた時刻に設定し，後は時計を裏返して見えないようにするなどの工夫を実践してもらう．

また，不眠の随伴症状（例えば，目がしょぼしょぼする，身体がだるい）は日中の不快な気分を伴いやすい。そのような気分に従った行動(例えば，家でゴロゴロしている）は，一時的には気分の改善をもたらすものの，結果的に不眠状態を維持している可能性がある。そのため，不快な気分は「ちょっとおいといて」，不快な気分に従わずに日中の活動を行うための工夫について話し合い，実践してもらう。

　e．認知療法

　患者のなかには，睡眠に対する極端なこだわりを持つ人が少なくない。例えば，「眠れなくても，せめて身体だけは休めたほうがよい」と考える人は，夜9時頃から布団に入り，結局2時間以上寝つけないという悪循環に陥っていることがある。また，「夜，布団に横になると嫌なことが浮かんできて頭から離れない」と訴える人は，そう考えることで頭が覚醒し，それによって不安や緊張が高まり寝つけない可能性もある。このような考え方に対しては認知療法を用いる。例えば，夜9時頃に布団に入ることで，入眠困難が改善されているのかどうか検討する，浮かんでくる考えを紙に書き出して整理し，問題の解決策や考え続けることのメリット・デメリットを検討する，嫌な考えが浮かんだら不安・緊張を高めないものに注意を向けなおす（例えば，息を吐いたときの身体のリラックス感を感じるなど）といったことを行う。このような方法を用いて，現在の考え方の悪循環を見つけ，そこから抜け出すための考え方や行動を検討し実践していく。

まとめ

　最近の研究では，うつ病や慢性疼痛などによって二次的に生じた不眠症に対してもCBT-Iの有効性が明らかにされており，米国睡眠学会は，二次的不眠症に対してもCBT-Iを推奨している。このことからも，不眠症に悩まれている方は一度医療機関を受診し，医師やカウンセラーの指導のもとで適切な治療を受ける必要がある。

文　献

1) Morgenthaler TM, Kramer M, Alessi C：Practice parameters for the psychological and behavioral treatment of insomnia：An update. An American Academy of Sleep Medicine Report. Sleep **29**：1415-1419, 2006.
2) Sivertsen B, Omvik S, Pallesen S, et al.：Cognitive Behavioral Therapy vs Zopiclone for treatment of chronic primary insomnia in older adults. JAMA **295**：2851-2858, 2006.
3) Morin CM, Culbert JP, Schwartz SM：Nonpharmacological interventions for insomnia：A meta-analysis of treatment efficacy. Am J Psychiatry **151**：1172-1180, 1994.
4) Murtagh DRR, Greenwood KM：Identifying effective psychological treatments for insomnia：A meta-analysis. J Consult Clin Psychol **63**：79-89, 1995.
5) Smith MT, Perlis ML, Park A, et al.：Comparative meta-analysis of pharmacotherapy and behavior therapy for persistent insomnia. Am J Psychiatry **159**：5-11, 2002.
6) Irwin MR, Cole JC, Nicassio PM：Comparative meta-analysis of behavioral intervention for insomnia and their efficacy in middle-aged adults and in older adults 55+years of age. Health Psychol **25**：3-14, 2006.
7) 増井健一：ここからはじめるメタ・アナリシス―Excelを使って簡単に. 真興交易医書出版部, 東京, 2003.
8) Morin CM：Cognitive-Behavioral Approaches to the Treatment of Insomnia. J Clin Psychiatry **65**（Suppl 16）：33-40, 2004.
9) Adachi Y, Sato C, Kunitsuka K, et al.：A brief behavior therapy administered by correspondence improves sleep and sleep-related behavior in poor sleepers. Sleep Bio Rhythms **6**：16-21, 2008.
10) Morin CM, Espie CA：Insomnia：A clinical guide to assessment and treatment. Springer, NY, 2004.

（岡島　義）

2. 生活習慣病と睡眠障害

　生活習慣病は，食事，運動，喫煙，飲酒などの生活習慣が主な原因となり，発症する疾患群を指す。生活習慣病と睡眠障害との関連を調査した研究の中では，2型糖尿病と睡眠障害に関する報告が多い。ここでは，2型糖尿病における睡眠障害の臨床特性，病態と対応について概説し，臨床現場での具体的な症例を提示して，理解を深めたい。

A．2型糖尿病と睡眠障害

　諸家の報告を総合すると，糖尿病外来で治療を受けている2型糖尿病患者のなかでの不眠有病率は約33.7〜50％と，健常者の2倍以上に達する[1〜3]。しかも HbA1C の上昇に伴い，睡眠の主観的評価法のひとつであるピッツバーグ睡眠質問表（Pittsburg sleep quality index：PSQI）により評価した睡眠の質や量が低下するという報告[4]もあることから，両者の因果関係はかなり高いものと考えられる。

　実験室における健常人での研究では，6日間の睡眠制限により夜間のコルチゾール分泌増加や交感神経活動の亢進から，インスリン抵抗性が出現し[5]，3日間の選択的な徐波睡眠のみの減少によっても，インスリン抵抗性が惹起されるとの報告[6]もある。そのほか，カロリー摂取や身体運動を調整した条件下での2日間の睡眠制限により，摂食・エネルギー代謝・糖代謝に関与するグレリン分泌が増加し，レプチン分泌が低下するという報告[7]もなされている。すなわち，健常人における一時的な睡眠制限が，インスリン抵抗性や摂食・エネルギー代謝・糖代謝に影響のあるホルモン分

泌に変化を及ぼす可能性が示唆されている。

　疫学研究では，睡眠時間が6時間以下や9時間以上の群で，睡眠時間が7〜8時間の群と比較して2型糖尿病や耐糖能障害の発症リスクが高く[8]，睡眠時間とのU字型の相関を示すとの知見は多い。また，HbA1cを指標とした場合にも同様の傾向がみられている[9]。これらの結果は，実験室における一時的な睡眠制限による研究結果を支持するものである。

　以上のような研究結果を総合して，現在では糖尿病の悪化に伴い，糖尿病自体もしくは後述する一般的な糖尿病合併症に伴う不眠，糖尿病に合併しやすい睡眠障害などによる二次性不眠が出現しやすくなり，さらに不眠症状の継続に伴い，糖尿病がさらに悪化するという悪循環を形成する可能性が推定されている。逆に，糖尿病での不眠の原因を見極め，早期に対応を図ることができれば，糖尿病の血糖コントロールを改善せしめ，血糖降下剤の減量が可能になる可能性も期待できよう。

　図1に睡眠障害と糖尿病との関連について，今までの研究で推定されて

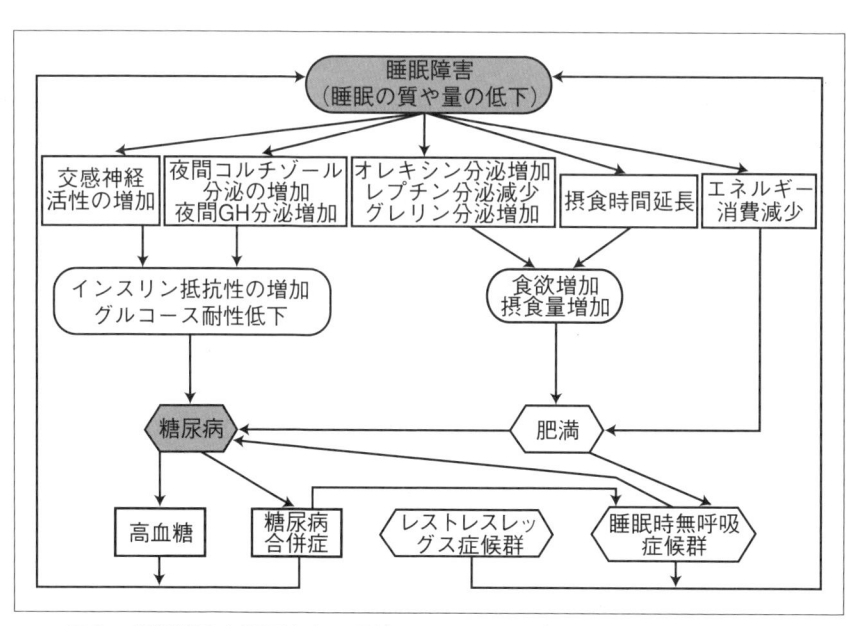

図1　睡眠障害と糖尿病との関連について（Knutson KL, et al.：Ann N Y Acad Sci 1129：287-304, 2008[10] より引用改変）

いる事項を簡潔にまとめた[10]。

B．2型糖尿病の高血糖による不眠

　糖尿病合併症のない1型糖尿病患者において，血糖値をモニタリングし，夜間低血糖の影響を制御しつつ測定した終夜ポリソムノグラフィー（polysomnography：PSG）による睡眠状態と夜間採血による睡眠に関連するホルモン分泌を調査した研究では，糖尿病患者群において，夜間前半の徐波睡眠の減少，終夜にわたる睡眠段階2の増加などの浅眠傾向があり，REM（rapid eye movement：REM）潜時の延長もみられた．また，睡眠に関連するホルモン分泌と血糖値，HbA1c，1型糖尿病の罹病期間との間に相関がみられた[11]．すなわち高血糖自体が睡眠状態に関与するホルモン分泌の変化を起こし，浅眠傾向から不眠となる可能性が示唆される．
　2型糖尿病では，この方面の研究は乏しく，詳細な不眠出現のメカニズムは不明であるが，糖尿病悪化に伴う夜間高血糖の持続が，不眠を増悪すると考えてよいだろう．糖尿病の血糖コントロールは，2型糖尿病の高血糖に伴う不眠の改善にも重要といえるだろう．

C．2型糖尿病の合併症に伴う不眠

　2型糖尿病はサイレントキラーとも呼ばれ，発症初期は合併症とこれに伴う自覚症状は少ないが，慢性期になると，さまざまな自覚症状が出現する．糖尿病合併症には，特に不眠の原因となるものは少なくないが[1,12]，とりわけ不眠の誘因となりやすい合併症として，高血糖に伴う口渇感や多飲に伴う夜間頻尿，末梢神経障害や血管障害に伴う下肢の疼痛，自律神経障害に伴う胃食道逆流症などの胃腸症状，抑うつ症状や不安感などの精神症状が挙げられる．これらの糖尿病合併症に伴う不眠においては，睡眠薬による効果は十分でなく，個々の合併症への対策を強化することが重要課題となる．
　表1に糖尿病患者の不眠の原因について，項目別にまとめた．

表1 糖尿病患者の不眠の原因

A．不眠を呈しやすい生活環境や習慣，勤務内容・時間によるもの
B．糖尿病患者に合併しやすい精神・運動・呼吸障害によるもの
　ⅰ）うつ状態や不安障害
　ⅱ）肥満や加齢に伴う睡眠時無呼吸症候群
　ⅲ）脊柱管狭窄症や変形性膝関節症による下肢疼痛・しびれ
C．糖尿病による不眠
　ⅰ）高血糖に伴うもの：口渇感・夜間頻尿，高血糖に伴う生体内反応
　ⅱ）夜間低血糖に対する不安
　ⅲ）糖尿病神経障害，閉塞性動脈硬化症による安静時疼痛・しびれ，夜間こむらがえり
　ⅳ）糖尿病自律神経障害に伴う胃腸症状：上腹部もたれ感や腹満感，胃食道逆流症，発汗異常など
　ⅴ）脳梗塞後遺症によるしびれ
　ⅵ）合併症や治療内容に対する不安・不満など
D．薬剤性：インスリンやスルフォニル尿素薬（夜間低血糖），ACE阻害薬（空咳），β遮断薬，利尿薬（夜間頻尿），抗コリン薬（口渇感），H_2遮断薬

（小路眞護，他：日本臨牀 67（8）：1525-1531，2009[13]）

D．2型糖尿病に併発した睡眠障害

 2型糖尿病に併発することの多い睡眠障害としては，糖尿病発症の基盤となる肥満に伴う上気道狭小化や糖尿病自律神経障害を基盤として発現すると考えられている睡眠時無呼吸症候群（sleep apnea syndrome：SAS），糖尿病性腎症や糖尿病神経障害を基盤として発現すると考えられているレストレスレッグス症候群（restless legs syndrome：RLS）がある。2型糖尿病患者では，前者が23％[14]，後者が27％[15]との報告があり，いずれも健常者の4〜5倍以上の高率に存在する。

 これらの睡眠障害が疑われるケースに対しては，正確な診断，病態に応じた適切な治療を行う必要があるので，終夜PSGの実施と専門治療のために，睡眠専門医に診療を委ねることも考慮すべきだろう。

精神科でうつ病と診断された2型糖尿病合併の重症睡眠時無呼吸症候群の48歳男性

2型糖尿病と診断され、糖尿病外来に通院していた。2年前から夜間の中途覚醒や起床後の頭痛、日中の眠気や倦怠感、集中力低下などの自覚症状が出現するようになった。糖尿病外来では2型糖尿病に合併したうつ病が疑われ、精神科へ紹介受診となった。

精神科外来にてうつ病と診断され、中途覚醒に対してベンゾジアゼピン系睡眠薬が、また日中の倦怠感や集中力低下に対し抗うつ薬（serotonin selective reuptake inhibitor：SSRI）とベンゾジアゼピン系抗不安薬が処方された。しかしこれらの治療により症状は逆に悪化し、会社も休職を余儀なくされた。

精神科担当医が、詳しい病歴聴取を行ったところ、20歳代には身長174 cmで体重59 kg（BMI 19.5）であったのが、現在では体重92 kg（BMI 30.4）と肥満がかなり進行したこと、30歳代前半より慢性的ないびきを有し、2～3年前から睡眠時に呼吸が止まるようになったことがベッドパートナーである妻からの情報により明らかになった。この時点で、睡眠時無呼吸症候群の存在による夜間の中途覚醒や起床後の頭痛、さらに日中の眠気や倦怠感、集中力低下などの症状が出現している可能性を鑑別すべきと考えられたため、睡眠専門外来へ紹介受診となった。

終夜PSGにおいては、無呼吸低呼吸指数（apnea hypopnea index：AHI）が42.7回/時間と高値であり、重症SASと診断。経鼻持続陽圧呼吸（nasal continuous positive airway pressure：nCPAP）療法の開始となった。nCPAP圧設定（titration）のため終夜PSGを行い、処方圧8 cmH$_2$Oに設定された。nCPAP導入後のAHIは1.2回/時間と著明に改善。夜間の中途覚醒や起床後の頭痛、さらに日中の眠気や倦怠感、集中力低下にも改善がみられ、向精神薬処方も数ヵ月かけて徐々に減量、中止となり、休職していた会社にも復帰した。また、nCPAP療法導入後、血糖コントロールや高血圧にも改善がみられ、これらに

対する治療薬も減量可能となった。その後は体調の改善に伴い，体重減量のための運動，食事療法にも努力している。

この症例では，うつ病の背後に隠れていた SAS の正確な診断と治療導入とが行えたことが，診療上のターニングポイントとなった。

臨床の現場において，医師が睡眠障害の知識を持ち診療にあたることは，本症例のような患者の鑑別診断を考える上で，大切なポイントとなるだろう。

参考文献

1) 小路眞護, 迎 德範, 内村直尚：糖尿病における睡眠障害. Prog Med **24**：987-992, 2004.
2) Skomro RP, Ludwig S, Salamon, et al.：Sleep complaints and restless legs syndrome in adult type 2 diabetics. Sleep Med **2** (5)：417-422, 2001.
3) Sridhar GR, Madhu K：Prevalence of sleep disturbances in diabetes mellitus. Diabetes Res Clin Pract **23** (3)：183-186, 1994.
4) Knutson KL, Ryden AM, Mander BA, et al.：Role of sleep duration and quality in the risk and severity of type 2 diabetes mellitus. Arch Intern Med **166** (16)：1768-1774, 2006.
5) Spiegel K, Leproult R, Van Cauter E, et al.：Impact of sleep debt on metabolic and endocrine function. Lancet **354** (9188)：1435-1439, 1999.
6) Tasali E, Leproult R, Ehrmann DA, et al.：Slow-wave sleep and the risk of type 2 diabetes in human. Proc Natl Acad Sci USA **105** (3)：1044-1049, 2008.
7) Spiegel K, Tasali E, Penev P, et al.：Brief communication：Sleep curtailment in healthy young men is associated with decreased leptin levels, elevated ghrelin levels, and increased hunger and appetite. Ann Intern Med **141** (11)：846-850, 2004.
8) Chaput JP, Després JP, Bouchard C, et al.：Sleep duration as a risk factor for the development of type 2 diabetes or impaired glucose tolerance：analyses of the Quebec Family Study. Sleep Med **10** (8)：919-924, 2009.
9) Nakajima H, Kaneita Y, Yokoyama E, et al.：Association between sleep duration and hemoglobin A1c level. Sleep Med **9** (7)：745-752, 2008.
10) Knutson KL, Van Cauter E：Associations between sleep loss and increased risk of obesity and diabetes. Ann N Y Acad Sci **1129**：287-304, 2008.

11) Jauch-Chara K, Schmid SM, Hallschmid M, et al.：Altered neuroendocrine sleep architecture in patients with type 1 diabetes. Diabetes Care **31** (6)：1183-1188, 2008.
12) Lamond N, Tiggemann M, Dawson D：Factors predicting sleep disruption in Type Ⅱ diabetes. Sleep **23**（3）：415-416, 2000.
13) 小路眞護, 小路純央：不眠症の臨床的分類と概念. 身体疾患による不眠 糖尿病. 日本臨牀 **67**（8）：1525-1531, 2009.
14) West SD, Nicoll DJ, Stradling JR：Prevalence of obstructive sleep apnoea in men with type 2 diabetes. Thorax **61**（11）：945-950, 2006.
15) Lopes LA, Lins Cde M, Adeodato VG, et al.：Restless legs syndrome and quality of sleep in type 2 diabetes. Diabetes Care **28**（11）：2633-2636, 2005.

（西田　慎吾）

3. リズム障害

A. 交代勤務睡眠障害

　交替勤務者は睡眠・覚醒リズムを勤務のスケジュールに合わせなければならないため，生体リズムとの同調が困難となり，睡眠覚醒リズムと生体リズムがずれる状態（内的脱同調）が生じやすい（**図1**）。そのため入眠困難，中途覚醒，起床困難，勤務中の過剰な眠気が生じる。このほか全身倦怠感，めまいや消化器症状がみられ，交代勤務の継続が困難となることがある。頻度は，ICSDによると有病率は2〜5％とされ，50歳以上，朝型，睡眠障害・精神疾患の既往などを有する者に多いとの報告がある。

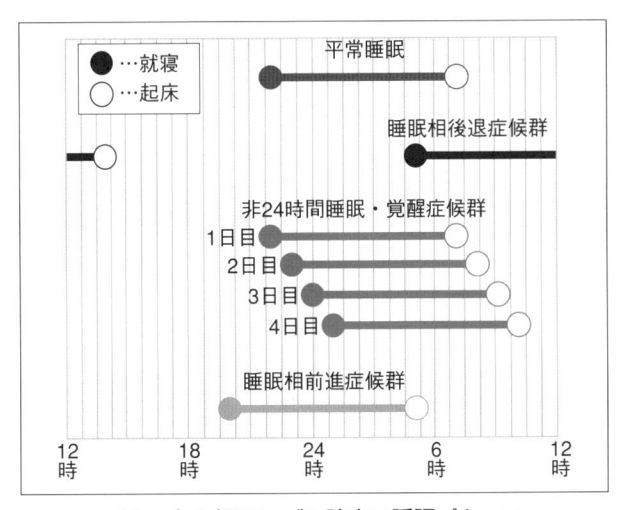

図1　主な概日リズム障害の睡眠パターン

治療は一般に，夜勤が連続2日の場合は本来の社会のリズムに合わせる。連続1週間の場合は，夜に活動し昼に休むよう，生体リズムをずらすようにする。また，夜勤中（午前1時〜4時）に短時間（30〜50分）の仮眠をとることで作業能力の低下防止を期待できる。3交替の場合，日勤→準夜勤→深夜勤→休日とローテートすると生体リズムが適応しやすい。入眠困難に対しては超短時間型睡眠薬を使用することがある。主な鑑別対象となる精神疾患としてアルコール，薬物の乱用，依存の合併がみられることがある。

新聞配達店に勤務する20歳男性

　自宅アパートに住み，新聞配達店に勤務している。勤務スケジュールは深夜2時〜9時のシフトと，10時〜18時のシフトを交替で行う。このほか，変則的な勤務が必要になることもある。

　半年ほどしてから勤務開始時間に起きられず遅刻したり，勤務中に強い眠気のため作業がはかどらないことがしばしばあった。このため，心療内科クリニックの受診を経て睡眠外来へ紹介された。受診時は職場の上司が付き添いで同席した。普段の睡眠時間は7〜8時間程度であるが，シフトの都合で3時間程度となることもあった。休日はほとんど眠って過ごしていた。生体リズムが勤務スケジュールに適応できずに眠気や起床困難を招いていると考えられ，概日リズム睡眠障害の一種である交代勤務睡眠障害と診断した。

　受診当時は，勤務にはほとんど遅刻し，仕事にならないため，まずは10時〜18時までのシフトだけに入るように上司と相談した。自宅アパートでは寝過ごしてしまうと本人がいったため，一時面倒見のよい上司の家に寝泊りして生活リズムを整えることとなった。2週間後の受診では，固定された勤務スケジュールになってからは起床も容易になり，勤務中の眠気もなくなった。

B．時差症候群による睡眠障害

　いわゆる時差ぼけである。時差がある地域間をジェット機で短時間に移動すると，生体リズムと現地の明暗サイクルにずれが生じる。このため一過性に夜間の中途覚醒，入眠困難などの睡眠障害のほか，眠気，精神作業能力低下，身体不調などが生じる。移動中の疲労，睡眠不足も影響すると考えられており，また，東方への移動は，西方への移動と比べて症状が現れやすいといわれる。一般的には一時的に夜更かしするほうが，一時的に早起きするよりしやすいことが多いと考えられる。東方への移動では強制的な生体リズムの位相「前進（一時的に早起きになる）」が，西方への移動で強制的な生体リズムの位相「後退（一時的に夜更かしになる）」が引き起こされることに関係する可能性がある。海外渡航者の3分の2程度が経験するといわれる。また，高齢者に多く，持続時間も長いとされる。

　治療は時差のある地域で1週間以上滞在する場合は，睡眠・活動，食事などのタイミングを移動先の時間内に合わせ，ごく短期の滞在では出発元の時間帯で過ごすほうが再移動後の症状が軽い。入眠困難には，メラトニンサプリメント使用のほか，超短時間型睡眠薬が使用されることがある。移動中の休息と睡眠も重要である。ただし，飛行後2週間以上症状が持続する場合はほかの睡眠障害の可能性がある。

出張先での不眠に悩む47歳男性

　普段は23時就寝，6時起床と比較的規則正しい生活を送っている。外資系企業に勤務し，月1度のペースで1週間程度，米国へ出張勤務する必要がある。現地と日本との時差はマイナス17時間である。渡航後，数日間は午後から強い眠気，集中力の低下，疲れやすさ，頭痛に悩まされ，夜眠っていても何度も目が覚めて熟睡感がない。日ごとにこれらの症状は軽くなるが，出張する度に最初の数日は仕事がはかどらず，困っていたため睡眠外来を受診した。

　時差症候群による睡眠障害と診断。メラトニンサプリメント（0.5 mg）を購入するよう勧め，現地に到着後5日間，現地での就寝時に服

用するよう説明した．その結果，以前に比べて症状が軽くなり，仕事の能率も改善した．

C．睡眠相後退症候群

　長期休暇中の昼夜逆転した生活，風邪などの体調不良，仕事や勉強などによる夜更かしを契機に発症することが多い．望ましい時刻に入眠，起床できず，睡眠時間帯が後退（極端な夜更かし，朝寝坊のパターン）して慢性化する．睡眠の質自体は正常とされるが，障害されているとの報告もある．一般人口の0.17％，高校生の0.4％との推定が報告されている．

　治療は，入眠困難に対する睡眠薬の効果は限定的であることが多い．まず睡眠表を記録するよう指導し，夜間の不適切な生活習慣（眠れないため明るい光の下で過ごす，TVや携帯電話，インターネットなどの利用，カフェイン，喫煙）があれば改めるよう伝える．昼間外出できていない場合にはなるべく1日1度は外出するように指導する．光療法やメラトニンを用いた治療を行うこともある．光療法は起床後1時間，2500ルクス以上（目元）の高照度光を浴びるものである．これによって後退した生体リズムの位相を前進させ，ひいては睡眠覚醒リズムを前進させるよう働きかける治療法である．メラトニンは筆者の場合は0.5 mg程度を午後8時頃服用するように説明することが多い．これにより，光と同じく生体リズムの位相を前進させ，睡眠覚醒リズムの位相前進を図る．光，メラトニンともに中枢の体内時計に働きかけるのが狙いであり，そのタイミングが重要である．本来は個々における最大の治療効果をもたらすタイミングは異なる．

　これらと併せて，心理的な問題にも配慮する必要がある．睡眠相の後退の背景に対人関係の悩みや学業上，仕事上の課題が過大であることなどの心理的・社会的ストレスを抱えているケースは少なくない．また，睡眠相の後退によって社会的に不利な立場に陥り，二次的にストレスを抱えることも多い．これらに対して患者の話に耳を傾け，支援することは回復のための重要なポイントと考えられる．

夏休み後朝起きられなくなった 17歳男子高校生

　元来活発で明るい性格だが，朝は起きにくいほうだった。高校2年生の夏休みに4時頃まで夜更かしし，朝寝坊する生活を送っていたところ，2学期に入ってからも朝起きられなくなった。1時頃に床に就くが寝つけず，4時を過ぎたころにようやく眠れる。朝は目覚ましを何個もかけたり，前の夜から親に頼んで起こしてもらうが，目が覚めにくく，無理やり起こされると不機嫌になり乱暴な口をきいた。また，自分自身は起こされたことを覚えていない。

　遅刻を繰り返し，成績も低下して登校が嫌になり，気分がふさぎこむようになった。夜は寝つけないので，テレビを見たりインターネットをしていた。心配した担任の先生から睡眠外来への受診を勧められ，来院した。まずは睡眠覚醒リズムを睡眠表に記録すること，眠れないときでもテレビなどの光を浴びるような過ごし方は止めること，朝が来たらカーテンを開けて光を取り込むことを指導された。それでもなかなか朝起きられなかったため，メラトニンのサプリメントを使用するようアドバイスされた。メラトニン0.5 mgを夜8時に服用し，午後11時以降は電気を消して過ごすようにしたところ，徐々に朝起きやすくなった。主治医から担任の教諭に病状を説明し，本人，家族にも決して怠けているわけではないことを伝え，学校に行きにくい気持ちについて本人と話し合った。その結果，ときどき遅刻はするものの，ほぼ毎日定刻までに登校できるようになった。その後は風邪などの体調不良やテスト前で遅くまで勉強した時に一時的に朝寝坊することがあったが，出席日数は問題なく，無事卒業できた。メラトニンは卒業まで服用を続けた後，終了した。

D．睡眠相前進症候群

　本症候群では，入眠と覚醒時刻が通常の社会生活に適した時間帯よりも前進する．つまり夕方早くから眠くなり，20時以降までおきていられなくなり，3時頃までに目覚めてしまう．このために夜間の活動が著しく制限され，対人関係や社会生活面で問題となることがある．ごくまれな病気であるが，高齢者に多く，家族性（常染色体優性遺伝形式）に発症するものがある．早朝からの太陽光への曝露が契機となることがある．

　治療としては，早朝からの太陽光曝露をサングラス着用などで防ぐことを指導する．また，夜間の光療法（2時間程度）も効果的である．主要な鑑別対象となる疾患として，早朝覚醒がみられるうつ病との鑑別を要する．睡眠相前進症候群では通常抑うつ症状はみられない．

午前1～3時に目が覚めてしまう70歳男性

　65歳でサラリーマンの職をリタイアした．自宅の脇に畑をつくり，自由な生活を満喫していた．しかし，1年ほど前より夜7時ごろに眠くなり就寝し，翌1時から3時ごろに目が覚めてしまい，その後眠れなくなった．このため睡眠外来を受診した．生活パターンを問診したところ，朝は眠れないので日の出とともに畑仕事をし，夜はすることがないうえに眠気が強いので寝室でTVをみながらついウトウトしてしまうとのことであった．特に気分の落ち込みはない．極端な早寝，早起きのパターンが続き，自ら修正できていないことから睡眠相前進症候群と診断した．睡眠表を記録すること，畑にでる時刻を2時間ほど遅らせること，夜は家族と団欒の時間を過ごすなどして午後9時過ぎまでは何とか起きておくことを心がけるよう指導した．

　その結果，徐々に早朝覚醒が改善し，1ヵ月ほどで10時ごろ就寝，6時ごろ起床の生活リズムを維持できるようになった．

E. 非24時間睡眠覚醒リズム

　通常，ヒトは24時間よりも長い生体リズム周期を持ち，毎日光を浴びることで体内時計を外界の時刻と合うよう調整するが，本症候群ではこの調整が全くできないか不十分であるために下記の症状を呈すると考えられる。入眠できる時刻および覚醒できる時刻が毎日ほぼ一定時間ずつ（多くは1時間前後）後退する。完全な昼夜逆転となり社会生活に支障をきたす時期が約1ヵ月おきに出現する。社会的スケジュールに合わせようと入眠時刻を一定に保つ努力の結果，周期的な不眠や起床困難に陥ることがある。本邦では，概日リズム睡眠障害の15.2％が本症候群であり，男性に多いとの報告がある。視覚障害者や社会的ひきこもりの状態にあるものに多い。

　治療は24時間以上ある生体リズムを24時間周期に合わせることを目的とし，生活指導，光療法を組み合わせる。社会的ひきこもりの状態にある患者の場合，環境を変えることで改善することも少なくない。

ひきこもり生活をしている23歳男性

　元々明るい性格だったが，大学4年生のときに卒業論文が上手く書けなかったことをきっかけに自宅にひきこもるようになった。家族を含めて周囲とのかかわりはほとんどなくなった。ネットゲームに没頭する毎日を送り，寝たいときに眠り，起きたいときに起きるような生活を続けていくうちに，睡眠に入る時間が毎日ほぼ1時間ずつずれていくようになった。このままではいけないと決心し，ネットゲームをやめてアルバイトを始めたが思う時間に眠れず，起きられないため長続きしなかった。ネットで睡眠外来の存在を知り，受診した。睡眠表を記録したところ，主治医から非24時間型睡眠覚醒リズムと診断された。目覚まし時計を何個も使用したが起きられず，寝つきも悪いため，生活環境をかえるため農業をしている親戚の家で寝泊まりするようにしたところ，朝7時に起床し，夜は0時までに眠れるようになった。

（村上　純一，山田　尚登）

4. レストレスレッグス症候群

　レストレスレッグス症候群（restless legs syndrome：RLS，むずむず脚症候群）とは，下肢を動かしたいという強い欲求が，夕方〜夜間，安静時に増悪し，運動により改善するという特徴をもつ疾患である。欧米における有病率は5〜10％とされており，本邦でも2〜4％の有病率と報告され，けっしてまれな疾患ではないが[1]，患者のみならず医療従事者の間でもまだ十分に認知されていないことから，長年にわたり診断・治療を受けていない患者も少なくない。RLSの診断のポイント，治療の概要を解説する。

A．RLSの診断

　RLSは臨床症状より診断することができ，その診断基準としては，国際RLS研究グループらにより作成されたものが広く用いられている（表

表1　レストレスレッグス症候群の診断基準[3]

A．	脚を動かさずにはいられない衝動（urge to move）を訴え，多くは脚の不快な感覚を伴う，あるいは脚の不快な感覚が原因となっていること。
B．	脚を動かさずにはいられない衝動や不快感は，横になったり座ったりして安静にしている間に始まるあるいは増悪する。
C．	脚を動かさずにはいられない衝動や不快感は，歩行やストレッチなどの運動によって，少なくとも運動している間は，部分的あるいは完全に改善する。
D．	脚を動かさずにはいられない衝動や不快感は，夕方〜夜間にのみ起こるもしくは増悪する。
E．	この状態が，他の睡眠障害，内科・神経疾患，精神疾患，薬物，物質使用障害によるものではない。

1)[2,3]。RLSの診断には，① 脚を動かしたいという強い欲求（"urge to move"）が必須であり，この脚を動かしたいという強い欲求が，② 夕方から夜間に生じるか増悪する，③ 安静に伴って起こるか増悪する，④ 歩いたりストレッチなどの運動で少なくとも運動をしている間は改善する，という特徴を満たしているものをRLSと診断する。

1）脚を動かしたい強い欲求，脚の不快な感覚

多くの患者は脚の不快な感覚を主に訴えて受診し，明確に"脚を動かしたいという欲求"として自覚していることはまれであるため，その有無は，問診で十分に確認する必要がある。感覚症状を問診するなかで「脚をじっとしていることができない状態があるかどうか」を聞くほうがわかりやすい。RLSに伴う異常感覚は，患者自身も的確に表現できない場合も多く，「脚がむずむずする」「虫が脚の中を這うような感じ」「脚が火照る」などと表現することもあれば，「なんとも表現できない不快な感覚」とのみ訴えることもあるほか，痛みに近い感覚を訴えることもある。脚の表面ではなく，脚の奥のほうの不快感の訴えの場合が多い。RLSは「むずむず脚症候群」とも呼ばれることがあるが，必ずしも脚のむずむず感を訴えるわけではないことに留意する。また症状は下肢にみられることが必須であるが，上肢や体幹などにも同様の症状がみられることもある。

2）夜間の症状の増悪

症状の起こる時間帯としては，夜寝床に入ってから起こる場合が多いが，夕方以降安静にすると起こる場合もある。日中の安静時に症状が起こる場合でも，夜の症状のほうが強いことが多い。日中の症状も夜間と同様に強い場合には，これまでの経過中に夜の症状のほうが強かった時期があるかどうかを確認するとよい。

3）安静による増悪

夜間の安静による増悪は，「寝床に入ってしばらくするとじっとしていられなくなり，寝つけない」，あるいは「いったん寝つけるが，夜中に目が覚めたときに脚が不快で寝つけない」という訴えが典型的である。日中に症状がある場合は，「観劇やコンサートで座っていると脚が気持ち悪くなる」「飛行機で移動するときにじっとしているのが耐えられない」「美容院でじっと座っていることができない」など，じっとしていなければならない状況で症状が出現するのが特徴である。RLS症状は，長く安静にするほど症状が出やすいことから，症状が出現する状況を詳しく問診することで，安静による増悪を確認することができる。

4）運動による改善

患者の多くは，夜間の症状が出現したときには，歩き回る，脚をさする（さすってもらう），寝床の中で脚をゴソゴソ動かすなど，自分なりの対処法で症状の改善を図っていることが多い。日中安静時に出現した症状に対しても，脚を手で叩いたり押したりする，立ち上がって歩く，屈伸をする，などで対処している患者が多い。これらの対処法のほとんどは，運動による症状の改善を示唆する所見である。

B．RLSの診断を支持する所見

RLS患者では家族歴を有する割合が高い[4]。また，少量のドパミン製剤やドパミン受容体作動薬による治療に非常によく反応する[5]。睡眠中に主に下肢が周期的に短く動くものを睡眠時周期性四肢運動（periodic limb movements in sleep：PLMS）というが，RLS患者では約8割以上と高率にみられる[6]。PLMSを患者自身が自覚していることは少ないため，その確認には終夜睡眠ポリグラフィを行ってその程度を把握する必要がある。1時間あたりのPLM出現回数（PLM指数）が15回以上が病的範囲と考えられているが，睡眠の質に影響を与えないケースも多い。逆に，PLMが睡眠

の障害につながるものを,周期性四肢運動障害(periodic limb movement disorder:PLMD)という。

補助的検査として,PSG に先立って Suggested Immobilization Test を施行することがある。この検査は,寝る前の1時間に,脚を伸ばして安静に座った状態を維持し,脚の不快感が時間とともに増悪するかどうか,PLM が出現するかどうかを記録するものであり,夜間安静時の症状の増悪を確認する指標として用いられる。

C. RLS の背景疾患

RLS は,原発性 RLS と二次性 RLS に大別される。原発性 RLS では小児期より症状がみられ,家族歴が高率にみられるという特徴がある。

一方,二次性 RLS は,鉄欠乏,妊娠,慢性腎不全,末梢神経障害,脊髄疾患,リウマチ性疾患などでみられる。特に中年期以降に出現した RLS では,これらの疾患が背景に存在するかどうかを確認しておく必要がある。特に鉄欠乏の確認は重要であり,血清フェリチン値<50 ng/ml では RLS 症状を増悪させる可能性が指摘されていることから,測定を行っておくことが望ましい[7]。妊娠を契機に出現した RLS は,出産後に改善することも多いが,出産後も症状が持続する場合もある。慢性腎不全では高率に RLS を合併することが知られている。また,末梢神経障害や腰椎疾患では,「痛み」や「しびれ感」が RLS 症状と紛らわしい症状を呈する場合があり,神経学的所見や神経放射線学的所見をもとに,慎重な鑑別が必要である。

D. RLS の治療

非薬物治療としては,RLS 症状を増悪させる可能性のあるカフェインやアルコールの摂取を避ける,鉄分を多く含む食品を摂取するなどの生活指導を行う。

薬物治療としては,少量のドパミン受容体作動薬が著効を示す。海外では複数の薬剤が RLS 治療薬として承認され広く用いられており,国内でもプラミペキソールが 2010 年 1 月より RLS に処方可能となった。抗てん

かん薬のクロナゼパムが有効な場合もある．鉄欠乏が認められる場合には鉄剤の投与を行う．

まとめ

RLS 患者の中には，複数の医療機関を受診しても長期間診断に至らず，治療を受けられずにいるケースも少なくない．RLS 治療薬としては少量のドパミンアゴニストで RLS 症状が著明に改善する症例が多く，的確に診断し治療を行うことが重要である．RLS の臨床的な特徴を理解していれば臨床診断は比較的容易であることから，患者・医療従事者への RLS の認知が高まるような啓発活動も重要であろう．

寝床に入ると脚をじっとしていられず寝つけない 60 歳女性

レストレスレッグス症候群と睡眠時周期性四肢運動の合併例．寝床に入った後の脚の不快感による不眠を訴えて来院．20 歳頃から症状に気づいていたが，10 年位前より増悪，脚のピクつきで目が覚めることもあった．症状が始まると，脚を寝床の中でたたいたり，動かしたり，歩き回ったりすることで症状が和らぐが，1 時間くらい寝つくことができない．日中でも，歯科などでじっと座っていると症状が出現してじっとしていられず辛いとのことであった．終夜睡眠ポリグラフィ（PSG）にて頻回の睡眠時周期性四肢運動（周期性四肢運動指数＝41.3 回/時）が確認され，PSG に先立って施行した Suggested Immobilization Test では，安静による脚の不快感の増悪が確認できた．ドパミン受容体作動薬の少量投与にて，脚の症状は著明に改善し，速やかに入眠できるようになった．

文　献

1) Nomura T, Inoue Y, Kusumi M, et al.：Prevalence of restless legs syndrome in a rural community in Japan. Mov Disord **23**：2363-2369, 2008.
2) Allen RP, Picchietti D, Hening WA, et al.：Restless legs syndrome：diagnostic criteria, special considerations, and epidemiology. Sleep Medicine **4**：101-119, 2003.
3) American Academy of Sleep Medicine：International classification of sleep disorders, 2nd ed.：Diagnostic and coding manual. Westchester, Illinois：American Academy of Sleep Medicine, 2005.
4) Walters AS, Hickey K, Maltzman J, et al.：A questionnaire study of 138 patients with restless legs syndrome：the 'Night-Walkers' survey. Neurology **46**：92-95, 1996.
5) Montplaisir J, Nichlas A, Denesle R, et al.：Restless legs syndrome improved by pramipexole：a double-blind randomized trial. Neurology **52**：938-943, 1999.
6) Montplaisir J, Boucher S, Poirier G, et al.：Clinical, polysomnographic, and genetic characteristics of restless legs syndrome：a study of 133 patients diagnosed with new standard criteria. Mov Disord **12**：61-65, 1997.
7) Sun ER, Chen CA, Ho G, et al.：Iron and the restless legs syndrome. Sleep **21**：371-377, 1998.
8) Comella CL：Restless legs syndrome：treatment with dopaminergic agents. Neurology **58**：S87-92, 2002.

(岡　靖哲，井上　雄一)

5. 周期性四肢運動障害

　周期性四肢運動障害（Periodic Limb Movement Disorder：PLMD）は，睡眠中に足関節の背屈や母趾の伸展（背屈），膝関節や股関節の屈曲などを繰り返すことで，睡眠は分断化し，中途覚醒や熟眠障害，日中過眠や倦怠感をきたす．国際睡眠障害分類第 2 版（ICSD-2）[1]では，睡眠関連運動障害に分類され，有病率は一般人口の 4％程度[2]とされている．本稿では，腎機能障害が顕在化した高齢者における不眠症の増悪と鑑別を要した PLMD 症例を提示し，概説していく．

A．症例（80 歳　男性）

1）病　歴

　60 歳頃より中途覚醒，早朝覚醒があり，高血圧症でかかりつけの内科医より，睡眠導入薬（ブロチゾラム 0.25 mg）の処方を受けていた．週に数回の服用で，不眠のコントロールは良好であった．しかし 76 歳時に腎機能障害（腎硬化症）が顕在化した以降，中途覚醒が頻回となり，熟睡できない日が続いた．また夜間や起床後，下肢にダルさを感じ，日中居眠りを繰り返すようになった．そこで内科医より，ブロチゾラムの増量や，半減期の長いニトラゼパムへの変更などを受けたが，むしろ状態が悪化したため，当院へ紹介となった．初診時の問診にて，本人の自覚はないが，妻から睡眠中の下肢のピクつきや，ボールを蹴り上げるような動作を繰り返す様子が確認された．レストレスレッグス症候群（RLS）に関連する下肢の

むずむず感などの違和感はなく，PLMDを疑い，終夜ポリソムノグラフィー（PSG）を施行した．その結果，睡眠1時間あたりのPLMの出現回数，覚醒反応を伴うPLMの出現回数はそれぞれ，56.3回/時間，17.6回/時間であり，総睡眠時間404分のうち覚醒段階22.2%，睡眠段階1：26.9%，睡眠段階2：41.1%，睡眠段階3＋4：1.7%，レム睡眠8.1%，総覚醒反応指数28.8回/時間と夜間睡眠は全体に浅く，分断化しており，睡眠時呼吸障害を含む他の睡眠障害は否定され，PLMDの診断に至った．腎機能障害を考慮し，ドパミンアゴニストのうちロピニロールを選択し，就寝前に0.25 mgを投与開始．投与数日で中途覚醒の軽減，下肢のダルさも軽減し，熟眠感も得られるようになった．妻の観察では，下肢運動回数も減少し，その後ロピニロール0.5 mgに増量し安定している．

2）症　状

　PLMD患者の多くは，周囲から睡眠中下肢（四肢）の異常運動を指摘され来院する．その際に，下肢（四肢）のダルさや，熟眠感の欠如，中途覚醒，日中眠気や倦怠感などの自覚症状があれば，本疾患が強く疑われる．覚醒時や入眠期のピクつきを自覚しているケースや，寝相の悪さやふとんがずれ落ちるといったエピソードから，異常運動の発見につながる場合もある．

　高齢者[3]や腎不全患者[4]では，PLMが高頻度に認められるため，これらの患者の不眠や，日中眠気は，本疾患の鑑別が重要となる．本症例の場合，不眠症の増悪と判断され，睡眠導入剤の増量や半減期の長い薬剤への変更が試みられたが，特に高齢者の場合，せん妄や転倒リスクは高くなり，持ち越し効果により，日中眠気は増悪する．睡眠導入薬で改善しない症例は，速やかに要因を検索し，漫然とした投与継続は避けるべきである．また，近年プライマリーケアでも，不安障害，うつ病に投与される頻度の高い選択的セロトニン再取り込み阻害薬（フルボキサミン，パロキセチン，セルトラリン）やセロトニン・ノルアドレナリン再取り込み阻害薬（ミルナシプラン）の服用で，PLMが増加される場合があり[5]，薬剤の影響も考慮する必要がある．

なお繰り返されるPLMはベッドパートナーの睡眠の妨げにもなることから，自覚症状のみならず，QOLの向上といった側面から，治療の検討を要する場合もある。

3）診　断

ICSD-2の診断基準を**表1**に示す。睡眠中に出現するPLMをPLMS（Periodic limb movements of sleep）と呼び，ノンレム睡眠の段階1や2に出現し，深睡眠では減少し，レム睡眠では通常出現しない。PLMSは，RLSの80〜90％，レム睡眠行動障害の70％，ナルコレプシーの45〜60％など他の睡眠障害においても多く観察される[6]。また睡眠時呼吸障害患者のCPAP導入後に顕在化するケースもある。したがって臨床現場では終夜PSGのパラメーターとして，PLMS index（睡眠1時間あたりのPLMの出現回数）や，PLMS Arousal index（睡眠1時間あたりの覚醒反応を伴ったPLMの出現回数）が，睡眠の分断化や日中の眠気にどの程度影響しているのかを適切に評価し，治療の必要性を判断していくことが要求される。**図2**に示すとおり，PLMに伴う覚醒反応では，心拍や血圧など自律神経変動を伴うことが多い一方で，PLMS indexに比してPLMS Arousal indexが低いケースや，毎夜の再現性の問題など，臨床的意義については検討課題が残っている。

また覚醒時に出現するPLMW（Periodic limb movements during wakefulness）は，RLSの診断補助に用いられるSuggested Immobilization Testで測

表1　周期性四肢運動障害

A．PSGにて頻発する常同的な四肢運動の観察
　・0.5〜5秒の持続時間
　・母趾の背屈が，キャリブレーション時の25％以上の振幅をもつもの
　・少なくとも4つ以上の連続したleg movementを認める
　・各leg movementの間隔は，最低5秒，最高90秒
B．PLMS Index≧15（成人），≧5（小児）
C．臨床的に睡眠障害，日中倦怠感の訴え
D．他の睡眠障害が異常運動の原因になっていない

（Periodic Limb Movement Disorder：PLMD ICSD-2[1]より引用改変）

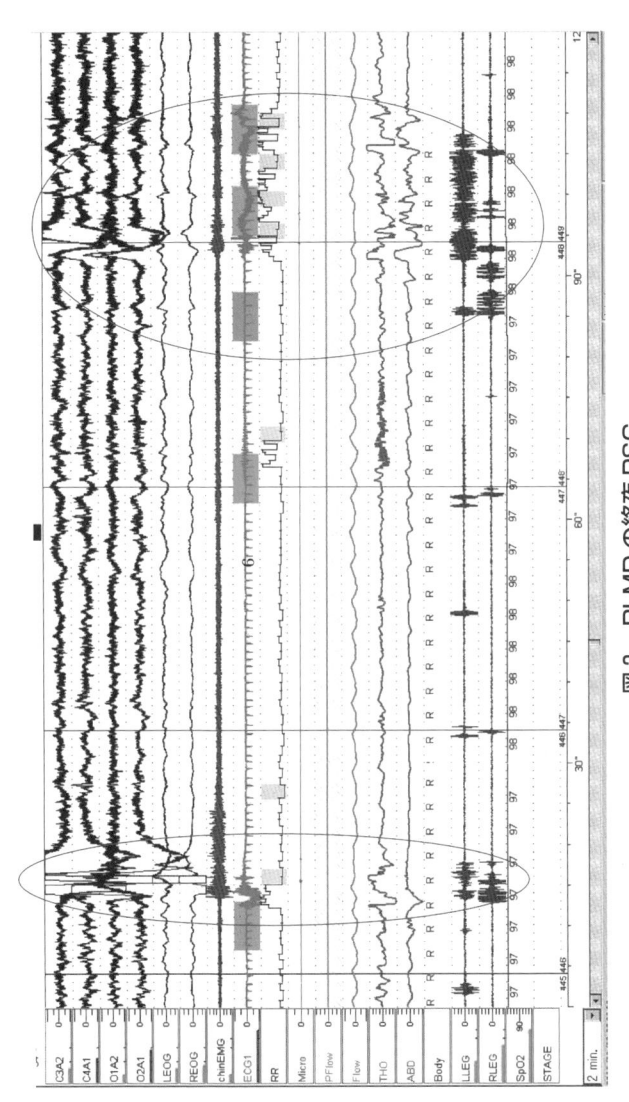

図2 PLMD の終夜 PSG

覚醒を伴う PLMS を繰り返し、その際に心拍変動も伴っている。

定され,PLMSより診断精度が高い[7]ことが知られている.

4) 治 療

　PLMDの治療はRLSと共通し,国際的にはドパミンアゴニストが第一選択とされている.非麦角系のプラミペキソールやロピニロールを,少量より漸増していく.本症例のように腎機能障害のケースでは,肝代謝を受けず,未変化体のまま腎排泄されるプラミペキソールより,ロピニロールを選択する.嘔気の副作用が強い場合はガバペンチンや,不眠感や不安の強い場合にはクロナゼパムを選択していく.治療薬投与後のPLMS indexやPLMS arousal indexなど客観的指標の変化と,自覚症状の変化とは必ずしも一致しないこともあり,個々のケースにおけるQOL向上を念頭に,治療ゴールを設定していく.

まとめ

　治療抵抗性の不眠や日中過眠を呈する患者に遭遇した場合,睡眠衛生の確認とともに,PLMDの鑑別も重要である.PLMSの臨床的意義については,今後cyclic alternating pattern (CAP) やアクチグラフの応用などにより,さらなる解明が望まれる.

文 献

1) American Academy of Sleep Medicine : The Intenational classificaton of sleep disorders, 2[ed] ed. : Diagnostic and coding Manual. American Academy of Sleep Medicine, Westchester, 2005.
2) Ohayon MM, Roth T : Prevalence of restless legs syndrome and periodic limb movement disorder in the general population. J Psychosom Res **53** : 547-554, 2002.
3) Ancoli-Israel S, Kripke DF, Klauber MR, et al. : Periodic limb movements in sleep in community-dwelling elderly. Sleep **14** : 496-500, 1991.
4) Benz RL, Pressman MR, Hovick ET, et al. : Potential novel predictors of

mortality in end-stage renal disease patients with sleep disorders. Am J Kidney Dis **35**:1052-1060, 2000.
5) Yang C, White DP, Winkelman JW:Antidepressants and periodic leg movements of sleep. Biol Psychiatry **58**:510-514, 2005.
6) Avidan AY:Motor disoders of sleep and Parasomnias:Handbook of Sleep Medicine. Lippincott Williamns & Wikins, Philadelphia, 2006, pp98-136.
7) Michaud M, Soucy JP, Chabli A, et al.:SPECT imaging of striatal pre-and postsynaptic dopaminagic status in restless legs syndrome with periodic leg movements in sleep. J Neurol **249**:164-170, 2002.

(林田　健一)

6. うつと睡眠障害

A. うつとはいかなる状態か？

　うつはうつ病の代名詞とも理解されている。うつ病とは気分障害の一種で，抑うつ気分や不安，焦燥，精神活動の低下などの精神症状，食欲低下や不眠といった身体症状などを特徴とする精神疾患である。かつてはうつ病は心の病といわれたが，今日では，うつ病は「脳と精神と身体の全身性疾患」という捉え方が提唱されている。うつ病の原因は，ほかの疾病と同様，個体と環境の相互作用によるが，素因よりは，環境要因，特にストレス強度が大きな要因として考えられている。うつ病発症のストレス要因としては，納期の迫った知的労働，長時間の頭脳労働，パワーハラスメントといった業務起因性ストレス，失恋，離婚，死別，失職，定年等の喪失体験といったライフイベントが主なものである。

　うつ病の診断は，「気分が憂うつですぐれない」「興味や関心が薄れて楽しめない」「疲れやすい」という3つの症状のうち2つが，2週間以上持続する場合になされる。重症度によって異なるが，精神症状としては主に，抑うつ気分，気分の日内変動，悲哀，絶望感，不安，焦燥，苦悶感，自殺観念，自殺企図，心気妄想，罪業妄想等があり，抑制症状と呼ばれる行動の変化が顕れることもある。身体症状としては，睡眠障害（特に早朝に目覚め，寝付くことができない例が多いとされる），過眠，食欲不振，過食，全身の倦怠感，疲労感，吐き気や腹痛，過呼吸症候群，頻脈や心悸亢進，頻尿，口渇，発汗，めまい，便秘，インポテンツ，性行為時の絶頂感喪失，月経不順などの自律神経や内分泌系の症状が現れる。身体症状の自覚が目

立ち，抑うつ状態などの精神症状の自覚が目立たない状態のうつ病の患者には，自らがうつ病であるとの意識がないため，精神科ではなく内科等を受診し，身体所見がないためうつ病が見逃されることが多かった．事実自殺完遂者の90％は，その1ヵ月以内に身体的不調で内科などの身体科を受診していたと報告されているので，プライマリケアでのうつ病の早期治療が望まれる．

　うつ病の治療では，必ず完全に回復する病であることを繰り返し患者に伝え，回復不能感，絶望感から自殺に至ることのないようにメッセージを送り続けることが重要である．回復に要する時間は，短くても3ヵ月，平均で1年はかかることを最初に告げる．治療の基本は，休養と薬物療法である．重症の場合，ストレスから身を遠ざけるために仕事を休むなど，しっかりとした休養を取ることが必要になる．また，場合によっては入院を要する．ストレスケア病棟での休息と認知療法，集団療法なども効果的である．特に自殺の危険が高い場合などには，医療保護入院という本人の意思によらない強制的な入院（家族，保護者等の同意は必要）が必要になる場合もある．うつ病は完全に回復する病相性疾患であるが，最近では復職しても労働能力が完全に病気になる前に戻らないpresenteeism（出勤怠業症）という現象が注目を集めている．

B．うつは慢性疾患の多くに随伴する！

　うつ状態はほとんどの精神疾患に認められる．図1に示されるように，男性の10人に1人，女性の5人に1人が罹患する単極性うつ病，男女とも100人に1人が罹患する双極性障害などの気分障害がうつを呈する代表的精神疾患であるが，統合失調症，認知症，神経疾患，慢性身体疾患などでもしばしばうつを伴う．

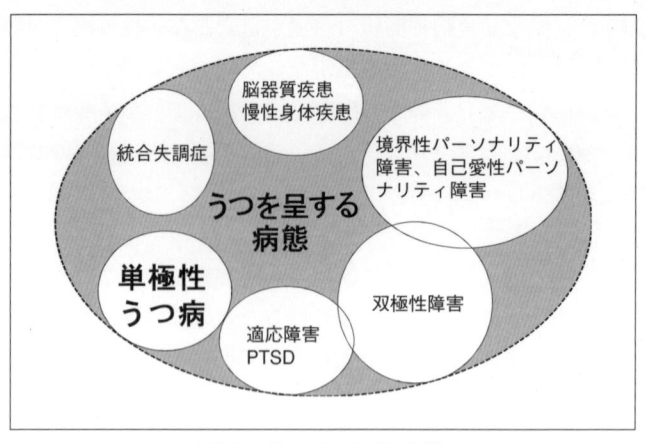

図1 うつを呈する病態

C. うつ病の睡眠仮説はどんなものがあるのか？

1）単極性うつ病の場合

　大うつ病エピソードに随伴する最も一般的な睡眠障害は不眠で，患者の80〜85％程度で認められる。典型的には中途覚醒が頻回または長期化したり，早朝に目を覚ましたりする。症例の15〜20％程度で過眠を発現することがあり，夜の睡眠エピソードが長期化したり，日中の眠気や疲労感が増大したりする。最もよく認められる睡眠ポリグラフ所見には，① 睡眠潜時の長期化・間欠性覚醒の増加・早朝覚性などの睡眠維持障害，② ノンレム段階3・4睡眠が短縮し，はじめのノンレム期から徐波活動に移行，③ レム睡眠潜時の短縮，④ 相同性レム活動の増大，⑤ 夜早いうちのレム睡眠の増加がある。気分障害になりやすい患者の場合，これらの睡眠異常は症状の消失後も持続する，あるいは最初の大うつ病エピソードの発症前に認められることもある。大うつエピソードの患者の場合，日中の眠気を訴えるが，一般に反復睡眠潜時検査（MSLT）などの客観テストでは重篤な眠気は確認されない。日中の過眠を伴う大うつ病の場合，閉塞性睡眠時無呼吸（OSA）やナルコレプシーなどの病態と鑑別する必要がある。ここでも，大うつ病の主な鑑別特徴は，気分や自律神経症状の重症度が高いことと，睡

眠や眠気症状の重症度がそれほど高くないことである。

2) 単極性うつ病の睡眠仮説

うつ病の睡眠仮説に関しては，REM 圧力仮説，アセチルコリン・モノアミン不均衡仮説，プロセス S 欠乏仮説，の3つが示されている。REM 圧力仮説は，うつ病の患者は REM 睡眠の量が過剰であるために，REM 圧力が減少していると想定し，睡眠奪取は REM 睡眠を抑制し REM 圧力は増加させるので効果がある，多くの抗うつ薬が REM を抑制することもこの仮説を支持すると考えている。REM 睡眠が橋内側部網様体内のコリン作動系の賦活によって促進され，セロトニンやノルアドレナリンなどのアミン系の賦活によって抑制されるというかなり多くの事実からコリン作動系神経伝達の増強かあるいはアミン作動系神経伝達の減弱が，うつ病における REM 潜時の短縮や REM 密度の上昇，そして全睡眠時間や睡眠効率の減少をよく説明し得るという知見に基づくアセチルコリン・モノアミン不均衡仮説が提唱されている。Borbély は，睡眠は2つのプロセス，すなわち覚醒中は指数関数的に上昇し睡眠中は指数関数的に減衰する定常的な睡眠誘発過程（プロセス"S"と命名）と，体内時計を反映し睡眠への概日傾向 circadian propensity を支配する概日過程（プロセス"C"と命名）とによって調節されているという考え（two process model）を提唱し，うつ病の患者ではプロセス S が欠乏していると仮定した（**図2**）。

3) 双極性うつ病の場合

大うつ病エピソードの際には，双極 I 型障害患者は大うつ病患者よりも過眠を報告する傾向がある。躁病エピソードや軽躁エピソードの場合，総睡眠時間はかなり短いかもしれないが，患者は典型的には睡眠が短いことを訴えず，日中の眠気も認められない。躁病エピソードや軽躁エピソードを発現している患者の睡眠の問題は気分エピソードが寛解すれば解消する。

過眠を訴える 25 例の双極性障害の患者を対象に 2 晩連続 NPSG と MSLT を施行し，双極性障害のうつ病相では MSLT で異常を認めなかった

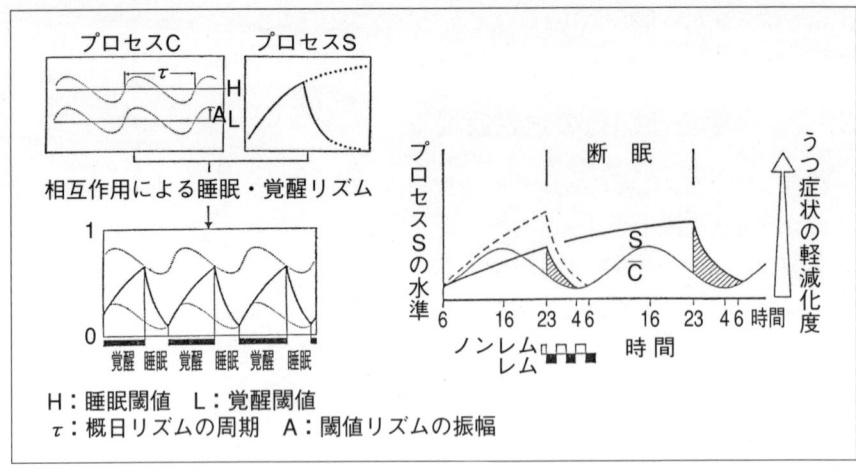

図2 睡眠調節の2プロセスモデルとその障害
(粥川裕平：気分障害，睡眠学．日本睡眠学会 編．朝倉書店，2009，pp584-589 などより)
　左は健常者の睡眠調節機構，右はうつ病における睡眠の特徴を2プロセスモデルを用いて説明したもの．プロセスCは深部体温に代表され，プロセスSは徐波睡眠の消長に代表される現象．うつ病ではプロセスSが十分に機能していない．

ことから，過眠型双極性障害の患者の眠気の訴えは本当の睡眠傾向やレム睡眠傾向の増加というよりは，むしろ関心の欠如，引きこもり，エネルギーや精神運動性の低下，無力性の抑うつ状態への膠着などとの関連が強いと推定している報告も注目される．

4) 季節性うつ病の場合

　連続して2冬うつ病相を示す季節性感情障害（seasonal affective disorder：SAD）は，過眠を呈するものが多く，過食，行動抑制など非定型的うつ症状を示すことが多い．日長（日照）時間と関連して消長し，メラトニン分泌リズムには位相後退がみられ，高照度光療法が有効である．SADに対する光の抗うつ効果という斬新な着想は一躍世界の注目を集めた．SADのみならず通常のうつ病にも高照度光療法が有効との報告もある．
　うつと睡眠障害に関する今日の知見をわかりやすく**表2**[4)]にまとめた．

表2 うつと睡眠障害に関する今日の知見

	単極性うつ病	双極性障害	季節性うつ病
睡眠障害の症候論	不眠（早朝覚醒，入眠困難，熟眠感の欠如）あるいは過眠	躁状態：顕著な不眠 うつ状態：過眠	過眠（＋過食）
睡眠の客観的検査所見 （PSG所見）	S4の減少 レム潜時の短縮 レム密度の増加	S4の減少 レム潜時の短縮	S4の減少 総睡眠時間の延長
一般的治療法	1．休息 2．抗うつ薬	1．休息 2．気分調整剤 　（VPA，Lithium，CBZ，CZP）	1．休息 2．抗うつ薬 　（SSRI，SNRI）
睡眠学的治療法	断眠療法*	睡眠時間調整療法	高照度光療法
留意点	SSRI単独では不眠が出現することも。Trazodone，Nefazodone，MirtazapineはSWSを増加させる。	LithiumやCBZは睡眠にも効果的。VPAは睡眠への影響なし。	双極性障害で，たまたま秋冬にうつ病相を呈する場合との鑑別が必要。
転帰と予後	半年から数年で寛解するが，睡眠障害は持続する場合は，再発も多い。自殺率も高い病態なので細心の注意が必要。	2年以上の間欠期をもたらすことが困難。躁病相ではトラブル，うつ病相では自殺の危険も。長期経過でRCADに移行するケースも。	高照度光療法単独で，治療と予防が奏効するケースもあるが，難治例も。

＊徐波睡眠が欠如し不眠を訴える単極性の慢性うつ病に対して，断眠（全断眠，部分断眠）療法が奏効するとの報告もある。Two process modelに基づいて断眠により徐波睡眠の自然なパワーを増加させ，うつ病の改善を意図したアプローチである。一見逆説的なようだが理に適った治療法で単極性うつ病で慢性化している場合には試みる価値がある。
（粥川裕平：気分障害．睡眠学，日本睡眠学会 編．朝倉書店，2009）

D．不眠はうつ病発症・再発の危険因子

　うつを呈する気分障害の発症の後にいかなる睡眠障害がみられるかをざっと眺めてみた。最近は，不眠がうつ病発症の危険因子であるという実証データが続々と登場していることが注目されている。

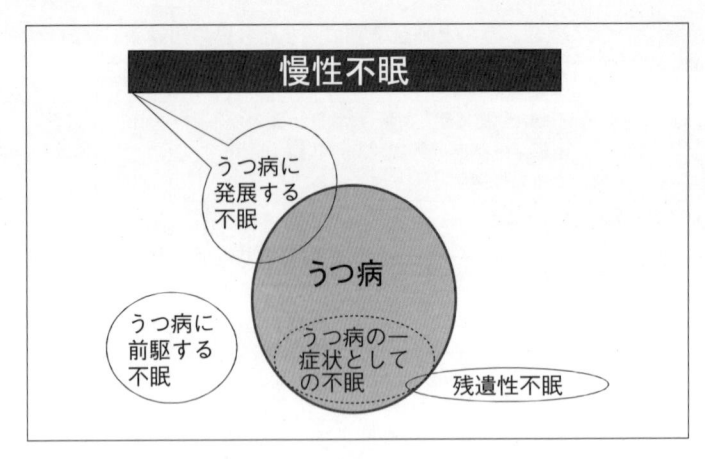

図3　不眠がうつ病発症の危険因子である

　そのデータを含めて図にわかりやすく示しておく（**図3**）。はたして睡眠という機能がうつ病をはじめとする気分障害の発展に中心的な役割を持っているのか，それともうつ病も睡眠障害もともに脳の働きの障害の同時産物とみなすのか結論は出ていないが，不眠（あるいは過眠）が，うつの早期警告症状であることはかなり確かなようである。

　睡眠障害の訴えのない群に比べて，不眠を訴えるものに占めるうつ病の頻度は5倍，過眠を訴えるものに占めるうつ病の頻度は2倍という横断面でのデータがあるが，睡眠障害を訴えた人を数年〜数十年追跡した結果，うつ病の発症率が2〜5倍という結果が報告され，睡眠障害自体がうつ病発症のリスクファクターであることが明らかとなり，うつ病の発症予防に睡眠学的介入を示唆している。うつ病寛解後も，睡眠障害を持続する場合は，再発率も高いことが明らかとなっている。

まとめ

　うつ病は，統合失調症，アルコール依存症と並んで自殺の危険性の高い精神疾患である。うつ病の頻度の高さは統合失調症やアルコール依存症よりもはるかに多いので，若年者から高齢者まで，地域，学園，職場などでうつ病の早期発見が自殺予防という点からも焦眉の課題となっている。睡

眠障害クリニックでは，慢性身体疾患（特にメタボリックシンドローム）とうつ病の合併，睡眠時無呼吸症候群との合併が多いことからも，留意すべき病態である．

> ### 就職が決まり，修士論文の見通しが立ってうつと不眠が改善した 24 歳
>
> 　理系大学院生が，不眠と抑うつを主訴に来院。学業成績もよく推薦で大学院に進学できた。修士課程を終了後は就職するつもりでいたので，1 年生の終わり頃から就職活動を開始した。指導教授は卒論も全国学会に発表するほどのレベルなので英文論文にして，博士課程後期への進学を勧めてくれている。期待されるのは嬉しいが，定年間近の父親からは，「学資の応援もそろそろ限界なので，就職してほしい」といわれ，就職することに決めたと語る。毎晩 10 時過ぎまで実験を繰り返し，指導教授の期待に応えながら，エントリーシートを取り寄せたり，会社説明会に出かけたり，1 週間フルに活動して，睡眠不足の状態が半年続いた頃から，寝つきが悪くなり，起床後も気分がすぐれなくなってきた。過労（過勉）と関連した睡眠不足によるうつ病と診断された。1 日 7 時間は眠るように生活指導を行い，抗うつ薬と睡眠導入剤の処方で回復した。

文　献

1) American Academy of Sleep Medicine：the International Classification of Sleep Disorders：Diagnostic and coding manual. 2nd edition. 2005（日本睡眠学会診断分類委員会監訳・松浦千佳子訳，医学書院，発刊予定）
2) 粥川裕平：自殺とうつ病と睡眠．予防時報 228：8-13, 2007.
3) 粥川裕平，北島剛司，岡田　保：抑うつ症状・ストレスに伴う睡眠障害の特徴と問題点をみる．睡眠障害治療の新たなストラテジー．清水徹男 編，先端医学社，東京，2006, pp121-127.
4) 粥川裕平：気分障害．睡眠学．日本睡眠学会 編，朝倉書店，2009, pp584-589.

　　　　　　　　　　　　　　　　　　　　　（粥川　裕平，北島　剛司）

7. アルコールと睡眠障害

A. 酒は百薬の長か？

　不眠に対して睡眠薬よりもナイトキャップ（寝酒）の比率が高いわが国では，アルコールと睡眠に関する正しい理解が浸透していない。近年睡眠不足がさまざまな心身の不具合をもたらすという実証的データが次々と出ている。その心身の不具合とは具体的には，うつ病，呼吸障害，心疾患である。睡眠障害に起因する日中過眠は，記憶力の欠損，社会生活や業務遂行上の機能障害を伴うだけではなく，自動車事故すら引き起こす。飲酒により全睡眠時間だけではなく入眠時間（入眠潜時）が変化し，睡眠状態の連続性や持続性を妨げる。本稿では，飲酒による睡眠パターンのさまざまな影響，睡眠障害とともに発生する潜在的な健康上の続発症，そしてアルコール依存症について言及する。

　アルコールと睡眠障害の関係を知るうえで「眠りとは」で詳細に記された睡眠の基本的特性，ヒトは2つの交代性の睡眠状態，すなわち徐波睡眠（SWS）とレム睡眠（REM）を経験することを踏まえる必要がある。睡眠のほとんどは深い静かなSWSである。レム睡眠の働きはすべて解明されてはいないけれども，レム睡眠も健康に欠かせないものと考えられている。

B. アルコール依存症がない人々の睡眠へのアルコールの影響は？

　寝酒は，当初の刺激効果の後に，入眠に要する時間を短縮する。アルコー

ルの鎮静効果により，不眠症を持つ多くの人々が睡眠を促進するために飲酒する．しかしながら，就床の1時間前の飲酒は，夜間睡眠の後半を妨害する．被験者は夜間睡眠の後半の間に心地よく眠るかもしれないが，夢見で中途で目覚め再び眠りにつくのは困難となる．就床前の飲酒が連続すると，アルコールによる睡眠誘発効果は減弱し，睡眠を妨げる作用のほうが増強する．かくしてアルコールにより睡眠が妨害されると，日中の倦怠感や眠気がもたらされるのである．高齢者の就床前の飲酒はことさら危険である，というのは，若者と同じ量のアルコールを摂取しても高齢者の場合は，血液中，脳内のアルコール濃度がはるかに高くなるからである．高齢者が就床前に飲酒をすると夜中に歩こうとした際にふらついて，転倒や怪我の危険性が増大する．アルコール飲料はしばしば夕方（たとえば，"幸せな時間"や夕食の際に）消費され，その後就床まで消費されることはない．

就床の6時間前であっても，中等量のアルコール摂取は，睡眠の後半の覚醒を増加させるとの報告がある．相当前に消費されたアルコールがすでに体から抜けてしまっている時刻にこの影響が起きるということは，睡眠調節に関連する身体機能の変化が飲酒により比較的長く続いていることを示唆している．飲酒に引き続いて睡眠奪取という副作用が増加する．少量のアルコールを服用した後に夜間の睡眠が減少した被験者は，体内に全くアルコールが残っていない場合でさえ模擬運転で操作が下手になる．注意力の低下は，交代性の睡眠・覚醒スケジュール（たとえば交代性勤務），多くの時間帯を横切る急速な旅（たとえば時差症候群）といった状況ではアルコールの鎮静効果が潜在的に増大する．こうした状況のもとで発生する睡眠障害の広がりを認識しないままでいると，眠気と飲酒が同時に発生する危険性が増大する．

C．アルコールと睡眠呼吸障害の関係は？

日本人のおよそ200万人が閉塞性睡眠時無呼吸症候群（OSA）に，1600万人が習慣性いびきを持っていると推定されている．OSAは上気道通路（口の後部に位置している咽頭など）が狭窄し，睡眠中に閉じてしまう病態である．呼吸の阻害（たとえば無呼吸）の結果，人は目覚めて，再び呼吸

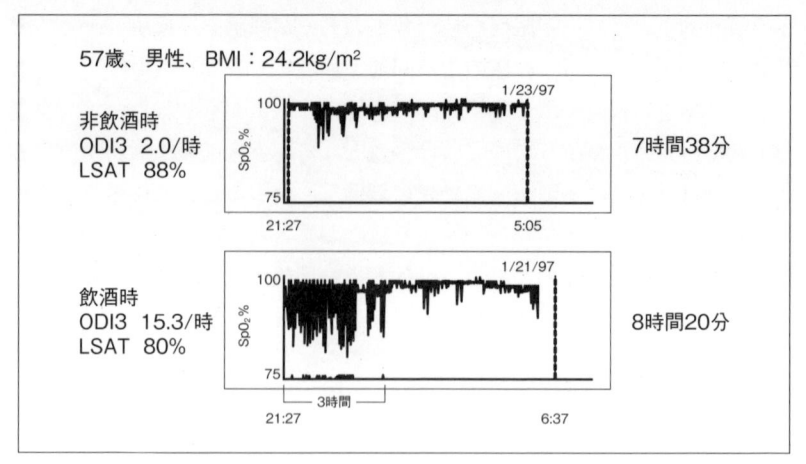

図1　睡眠呼吸障害スクリーニング検査で実施した終夜動脈血酸素飽和度（SpO_2）記録

57歳，男性例で肥満度（BMI）は 24.2 kg/m²。上段は非飲酒時，下段は飲酒時（ビール大ビン1本，日本酒4合）の記録である。非飲酒時には，入眠初期に軽度の SpO_2 低下を認めるのみで，1時間あたりに3％以上 SpO_2 が低下する回数（ODI3）は 2.0/時，最低酸素飽和度値は 88％ であった。アルコール摂取夜では，睡眠前半3時間において明らかに低下を示し，ODI3 は 15.3/時，最低酸素飽和度値は 80％ と呼吸障害は著しく増悪した。
（宮崎総一郎：いびきは生活習慣病か. Mebio 17（9）：18-22, 2000）

をして，また眠りに戻る。覚醒を伴う無呼吸の反復は，毎晩数百回も発生するために，睡眠時間は有意に減少し，日中の過眠をもたらす。アルコール依存の人で，特にいびきをかく場合には，睡眠時無呼吸の危険性が増大する。宮崎は図1に示されるように，無呼吸や SpO_2 の低下のなかった人が中等量以上の飲酒により，無呼吸と SpO_2 の低下が生じていることを示した。

　加えて，中等度～高用量のアルコールを夕方摂取すると気道の狭窄が生じ，OSA の兆候を他には示さない人の場合であっても無呼吸を引き起こす。アルコールの全般的な抑制作用は，無呼吸の持続時間を延長させ，すでに存在している OSA を増悪させる。OSA は飲酒していなくても自動車事故の発生率が高いのと同様に，模擬運転試験でも操作の障害を伴っている。重症の OSA を持つ患者の場合，ほとんど飲酒しない OSA の患者に比

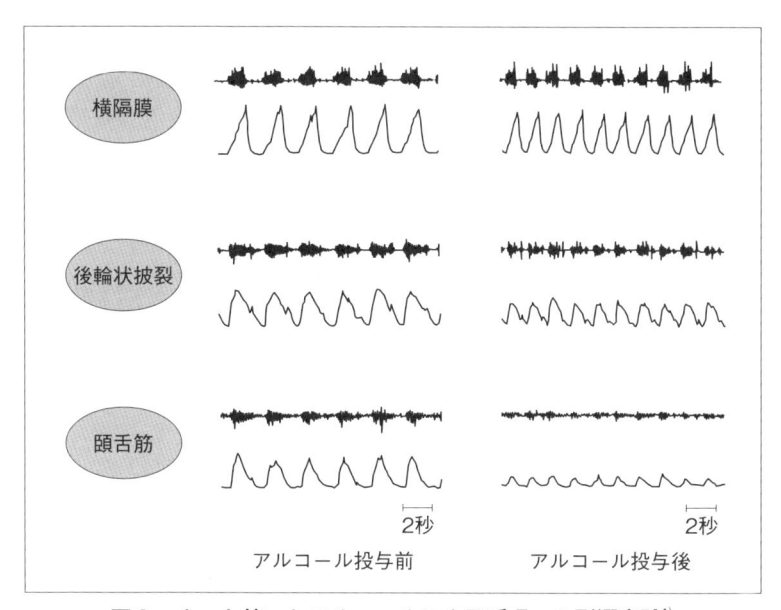

図2 ネコを使ったアルコールによる呼吸への影響実験[1]
(Bonora M, et al.：Am Rev Respir Dis 130：156-161, 1984. より引用)

べて，1日に2杯以上飲酒するOSAの患者では，疲労に関連した交通事故の発生率が5倍に増加する。加えてアルコール，OSA，いびきの組み合わせは，心臓発作，不整脈，脳卒中，そして突然死の危険性を増大させる。Bonoraらは，図2に示すように，ネコによる実験で，飲酒が呼吸筋活動を低下させCO_2濃度を上昇させたと報告している[1]。

D．アルコールの加齢関連の影響と飲酒の衝撃

　Scherら[6]は，出産前にアルコールの曝露を受けた乳児の睡眠パターンに及ぼすアルコールの影響を検討した。妊娠初期に毎日少なくとも1回飲酒した母親から生まれた乳児の脳波測定の結果によれば，飲酒しない母親から生まれた乳児に比べて，睡眠障害と覚醒の増加が示された。追加の研究によれば，母乳からアルコールに曝露された乳児は，そうでない乳児に比べて直ちに眠りに入るがほとんど一晩中眠れなかった。こうした知見の正

確な意味づけは不明である．正常者でも加齢とともに，SWSは次第に減少し，夜間の覚醒が増大する．65歳以上の高齢者では夜間に20回以上覚醒し，休息のとれない，回復的でない睡眠になってしまう．加齢関連の睡眠障害は睡眠の促進のためにアルコールの使用を奨励しがちであるが，かえってアルコール関連の睡眠障害を増加させている．

E．アルコール依存症患者の睡眠に及ぼすアルコールの影響

アルコール依存症の人の睡眠は図3[5]に示されるように，飲酒時には，ベースラインに比べて，入眠潜時，レム潜時は延長し，徐波睡眠は増加し，全睡眠時間とレム睡眠は減少する．そして離脱時には，入眠潜時は延長し，徐波睡眠とレム潜時はベースラインに戻るが，全睡眠時間は減少する．そしてせん妄状態では，図4[3]に示されるように，解離性レム（stage 1 REM with tonic EMG）が出現する．

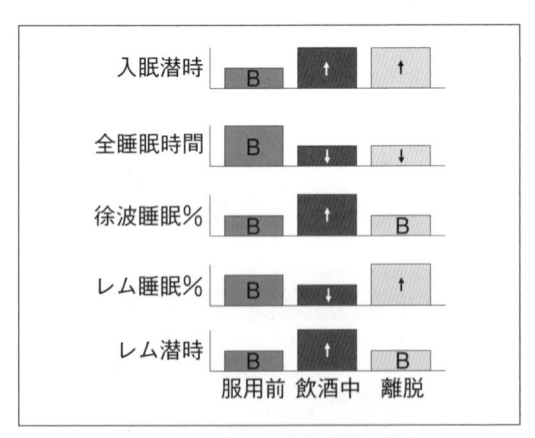

図3 アルコール症の患者の急性飲酒と離脱時の睡眠ポリグラフ所見の変化[5]
（Brower KJ：Alcohol's Effects on Sleep in Alcoholics. http://pubs.niaaa.nih.gov/publications/arh25-2/110-125.htm より引用）

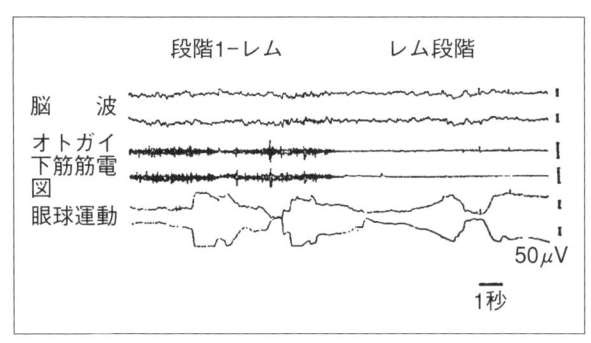

図4 アルコール依存症（51歳，男性）のアルコール離脱時の睡眠ポリグラフ記録

段階1-レム（左側）からレム段階（右側）への移行時のもの。(小鳥居湛：アルコール依存睡眠障害. 睡眠学ハンドブック. 日本睡眠学会 編, 朝倉書店, 1994, pp230-236.)

1）積極的飲酒と離脱

　アルコール依存に伴う睡眠障害には入眠時間の延長，頻回の中途覚醒，日中の倦怠感を伴う自覚的睡眠の快適さの減少などがある。大量飲酒者の急激な減少は，著しい睡眠に分断化を伴う顕著な不眠を伴うアルコール離脱症候群を誘発するかもしれない。離脱の最中の徐波睡眠の減少は，休息できる睡眠の量を減少させるかもしれない。レム睡眠の増加は，離脱の際にしばしば出現する幻覚と関連していることを示唆しているかもしれない。重篤なアルコール離脱症候群の患者において，その睡眠のほとんどは無数の覚醒によって分断された短時間のレム睡眠によって構成されているかもしれない。

2）回復と再発

　離脱症状の鎮静後にいくらかの改善がみられるにもかかわらず，数年間断酒を続けていても睡眠パターンが正常には戻らないことがある。断酒中のアルコール依存症患者は，SWSの量が減少し，夜間の覚醒が増加し，よ

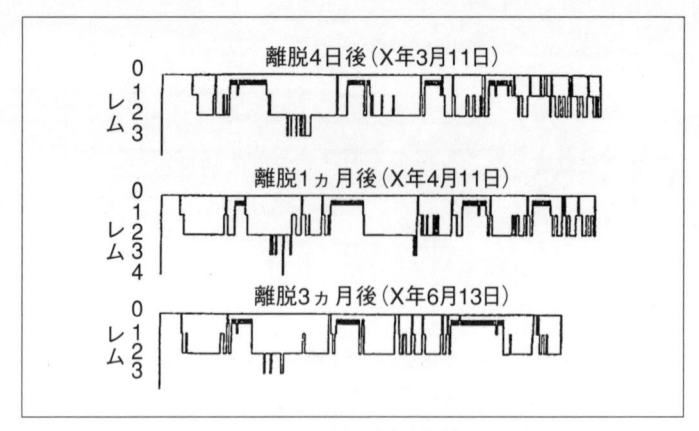

図5 アルコール依存症者の断酒継続時の睡眠経過図
（小鳥居湛：アルコール依存睡眠障害．睡眠学ハンドブック，日本睡眠学会 編，朝倉書店，東京，1994，pp230-236．より）

り回復的でない眠りになり，日中の倦怠感を感じやすいという具合に良質な睡眠が取れない傾向がある．大量飲酒を再開するとSWSが増加し覚醒が減少する．こうした睡眠の持続の明らかな改善は，飲酒が睡眠を改善するという誤った印象を抱かせることになり，再発を促進するのである．にもかかわらず，飲酒を継続すると睡眠パターンは再び障害される．図5に示されるように，断酒後も徐波睡眠量は回復しない．

まとめ

アルコールは睡眠の質を低下させ，いびきや無呼吸を増悪させるという事実から健康に有害である．アルコール依存症の睡眠障害は，確実に悪夢，せん妄など夜の深刻な病気を示している．「酒は百薬の長」ではないとわかってはいるけれども止められない人も，1日アルコール25gr（缶ビール500m*l*）までの飲酒量を守ることが夜の病気を引き起こさない上限であることをこれを機会に認識していただきたい．

> ## 双極性障害で夜間の不眠が著しい時期に飲酒を始め，1日ワインをボトル2本の大量飲酒をするようになり，昼夜逆転し，社会生活が困難となった35歳男性
>
> 抑うつ，不眠を訴えて来院。元気なときはほとんど徹夜の連続，落ち込むと半日近く臥床してしまうということを繰り返して仕事も長続きせず，次第に引きこもりの生活に入る。気分の滅入るときにお酒を飲んだら気が晴れる，眠れないときもお酒を飲めば寝つきがよくなると思い，次第に飲酒量が増え，寝酒どころか，朝からでも飲酒するようになってしまった。アルコール病棟に入院し，離脱プログラムを勧めるが，任意入院を口実に途中で退院してしまい，結局断酒会にはつながらず，退院後に再発してしまった。夜間の不眠は相当に強いので，睡眠薬に加えてオランザピンなどの非定型抗精神病薬も服用しているが，アルコールを断ち切ることができないために回復の目途が立っていない。睡眠覚醒リズムの障害（昼夜逆転）を粘り強く生活指導を行って改善すること。知的能力は十二分に持っているので，社会復帰の可能性が完全に閉ざされた訳ではない。

文　献

1) Bonora M, Shields GI, Knuth Sl, et al.：Selective depression by ethanol of upper airway respiratory activity in cats. Am Rev Respir Dis **130**：156-161, 1984.
2) Roehrs T, Roth T：Sleep, Sleepiness, and Alcohol Use. http://pubs.niaaa.nih.gov/publications/arh25-2/101-109.htm
3) 小鳥居湛：アルコール依存睡眠障害. 睡眠学ハンドブック, 日本睡眠学会編, 朝倉書店, 東京, 1994, pp230-236.
4) 宮崎総一郎：いびきは生活習慣病か. Mebio **17**（9）：18-22, 2000.
5) Brower KJ：Alcohol's Effects on Sleep in Alcoholics. http://pubs.niaaa.nih.

gov/publications/arh25-2/110-125.htm
6) Scher M, Gasperse D, Richardson G, et al.：The Effects of Prenatal Alcohol and Marijuana Exposure：Disturbances in Neonatal Sleep Cycling and Arousal. Pediatr Res **26**(1)：101-105, 1988.

〔粥川　裕平，冨田　悟江〕

8. 睡眠時無呼吸症候群

A. 小児の睡眠時無呼吸症候群

　鼻閉と睡眠呼吸障害については，歴史的にも鼻茸の症状としていびきのあること，仰臥位で口呼吸していると安眠が得られないこと，鼻閉を治療すると学業成績，行動異常がしばしば改善することが報告されている。

　鼻閉があると，覚醒時には意識的に口呼吸で代償できるが，睡眠時には意識的な代償がなされず，狭窄した鼻で呼吸しようとするために睡眠呼吸障害が起きやすい。成人では鼻呼吸が制限されてもある程度口を通じて呼吸することが可能であるが，小児では，軟口蓋と喉頭蓋が近接しているため口を通じての呼吸道が狭く，鼻呼吸障害は重症の睡眠時呼吸障害を引き起こす。特に乳幼児では，上気道断面積，呼吸予備能が小さく，解剖学的にも口呼吸が制限されているので，鼻閉は重大な睡眠呼吸障害をもたらす。患児は，口呼吸，苦しそうないびき，無呼吸，睡眠中の陥没呼吸，胸郭変形，夜尿，起床時不機嫌，長時間にわたる昼寝（幼稚園，小学校でのいねむり），発育不良，行動異常（多動や攻撃性）そのほかさまざまな訴えで受診する。

　小児睡眠呼吸障害の原因となる扁桃は，咽頭扁桃（増殖して閉塞症状を発現した場合，"アデノイド"と称する）と口蓋扁桃である。扁桃は，鼻や口からの病原体や外来抗原に対する免疫機構であるが，過度に肥大すると咽頭部で直接的に気道を狭窄し，睡眠呼吸障害の原因となる。扁桃は母体からの免疫が薄れる1歳過ぎから相前後して発達し，咽頭扁桃は3～6歳，口蓋扁桃は5～7歳で最大となり，学童期後半に次第に退縮するが，肥大の程度，経過は個人差が大で，時に成人期まで肥大が持続することがある。

アデノイドでは鼻呼吸が直接に制限され睡眠時に呼吸障害を生じる。急性扁桃炎を含む上気道炎が原因のいびき，睡眠時無呼吸は抗生剤，抗炎症剤の投与により短時日で消失する。3ヵ月以上に遷延化したいびき，無呼吸を認めた場合には治療が必要である。

口蓋扁桃肥大の6歳男児

　生まれつき胸の陥没があり，漏斗胸と診断されていた。口蓋扁桃肥大を指摘されていた。いつも就寝時は口呼吸をし，ときどき数秒間の無呼吸状態になっていた。成長がほかの兄弟に比べてかなり不良（身長110 cm，体重18 kgで5歳ぐらいの平均しかない）。最近1年で保育所を50日間欠席。2度の入院（髄膜炎，不明の高熱）歴あり。

　耳鼻科診察の結果，口蓋扁桃肥大と中等度のアデノイド指摘。簡易睡眠呼吸モニター検査とビデオによる睡眠時の呼吸の様子を撮影（図1）。睡眠時に胸壁陥没呼吸を認めた。

　アデノイド・口蓋扁桃摘出手術を実施。手術後には，家族のだれもが「手術してよかったね」というほど，元気になり，夜中も息をしているのか？　と心配するほど静かに眠るようになった。毎日していた夜尿も消失。手術後は，食欲も亢進し，身長，体重ともに正常範囲まで回復した。

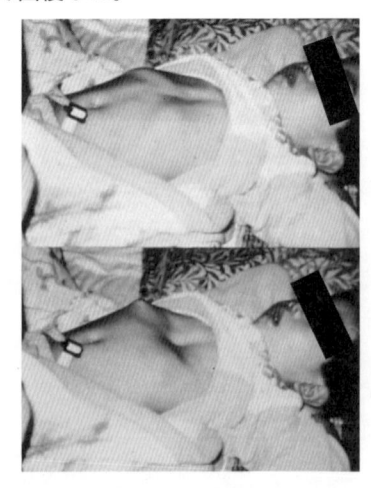

図1　胸壁陥没呼吸
前胸部をひろげて，睡眠時の呼吸状態をビデオで記録すると診断に有用である。

> ### 鼻アレルギーの4歳児
>
> 　睡眠時の無呼吸，いびき，鼻閉を訴えて来院。いびき，無呼吸は2歳ごろから出現，無呼吸の持続時間は3～10秒とのこと。鼻腔粘膜は蒼白で，アレルギー様。口蓋扁桃肥大は1度肥大，上咽頭X線で中等度のアデノイドが観察された。前胸部には，軽度の胸壁陥凹変形を認めた。睡眠記録には，鼻閉，いびき，無呼吸が頻繁に記録され，睡眠覚醒リズムに規則性がなかった。朝は起こさないと9時まで寝ているので，強制的に起こしていた。昼寝の時間，回数も頻回であった。
>
> 　2ヵ月後の再診時，すっかりいびき，無呼吸は消失したとのこと。母親に理由について尋ねたところ，寝室を湿った畳敷きの部屋から，南向きのフローリングの部屋に替えてから，アレルギー症状が改善し，いびきと無呼吸が消失したとのことであった。
>
> 　本例では，睡眠記録と経過から，鼻アレルギーによる鼻閉が原因でいびきや無呼吸が生じ，睡眠障害を引き起こしていた。しかし，環境を変えたことで鼻アレルギーが改善し，その結果，睡眠呼吸障害が改善したことがよくわかる。

B．成人の睡眠時無呼吸症候群

　睡眠呼吸障害の原因として，肥満は主要因子であるが，必ずしも肥満が原因とは限らない。肥満に加えて，小下顎（下顎後退），扁桃肥大，鼻閉が加わる。さらに，アルコール飲用，仰臥位睡眠，加齢，全身疾患と多種の要因が単独，またはさまざまな割合で複合して睡眠時無呼吸を形成する。

　肥満では外側に向かって肥大するだけでなく，舌根，咽頭組織内に脂肪が沈着するために，気道が狭小化する（**図1**）と推測され，睡眠時無呼吸症候群の最も重要な危険因子となる。4年間の10％の体重増加は無呼吸＋低呼吸指数を32％上昇させ，10％の減量は無呼吸＋低呼吸を26％減少させる。さらに，胸部および腹部の脂肪は肺容積を減少させ，この胸腔容積の

(A) 減量前　112kg　　(B) 減量後　89kg　　(C) リバウンド　111kg

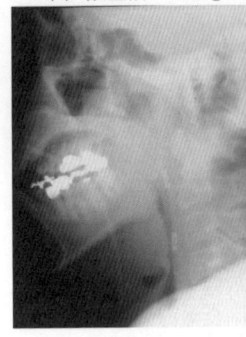

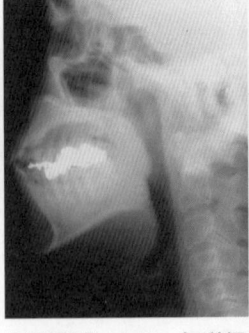

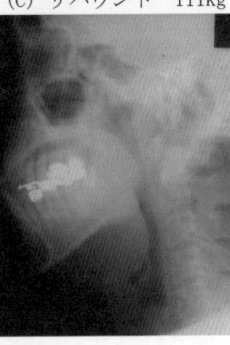

図1　体重増減による，気道径の変化

睡眠時無呼吸の治療のために，すでに軟口蓋咽頭形成術（UPPP）を受けている症例の体重112kg時の気道側面写真（A）では軟口蓋から舌根にかけて著明な気道狭窄を認めた．23kgの減量により，気道径は明らかに拡大したが（B），その後のリバウンドにより，再度気道径は狭小化（C）していた．

減少は上気道閉塞の独立した危険因子となる．

睡眠時無呼吸症候群では，症例〈扁桃炎の32歳男性〉(p 90) のような治療を必要とする扁桃肥大を，成人でも20％弱で，また治療を要する鼻疾患（鼻中隔彎曲，鼻アレルギー，鼻茸，副鼻腔炎）を30％程度で合併している．

慢性の睡眠不足のみでも，症例〈睡眠負債の37歳男性〉(p 91) のようにいびきや睡眠時無呼吸の原因となることがあるので注意を要する．慢性的な睡眠時間の不足に起因する障害は，睡眠不足症候群と呼ばれ，若年男性や通勤時間の長いサラリーマンに多く認められる．

全身性疾患に関連したもの（表1）として，甲状腺機能低下症を忘れてはいけない．甲状腺機能低下症の臨床症状として，いびき，日中傾眠，全身倦怠感，記憶力の低下などがあるが，これらは睡眠時無呼吸症候群の症状でもある．甲状腺機能低下症に睡眠時無呼吸症候群が合併する頻度は40～52％と報告されている．逆に，睡眠時無呼吸症候群に甲状腺機能低下を合併する頻度は0.4～3％である．

Shy-Drager syndromeや脊髄小脳変性症を包括したMultiple system atrophy，甲状腺手術後の反回神経麻痺による声門狭窄例で高度の睡眠時呼吸障害を合併することがある．覚醒時においては顕著な呼吸障害を認めない

表1　睡眠時無呼吸症候群をきたす疾患

〈鼻閉をきたす疾患〉	**鼻アレルギー** **鼻茸** **鼻中隔彎曲症**
〈咽頭疾患〉	**扁桃肥大**（アデノイド，口蓋扁桃肥大，舌扁桃肥大，慢性扁桃炎） 下顎後退，小顎症（ピエール・ロバン症候群）
〈喉頭疾患〉	両側反回神経麻痺による声門狭窄 喉頭腫瘍
〈全身性疾患に関連したいびき〉	肥満症 心疾患（心不全，心筋梗塞，肺高血圧症） **甲状腺機能低下症** Multiple system atrophy（脊髄小脳変性症） **先端巨大症** 脳血管障害 Arnold-Chiari 奇形
〈薬物に関連したいびき〉	アルコール飲用 精神安定薬 抗うつ薬 神経筋弛緩薬

が，睡眠時には喘鳴（高調性のいびき音）を伴う高度の閉塞性呼吸障害を示す。

また，先端巨大症も睡眠呼吸障害を引き起こすので，顔面，口腔内，四肢末端の詳細な観察が必要である。筆者も2年間にわたり，経鼻持続陽圧呼吸治療を実施していたが，先端巨大症を他医より指摘されるまで診断できなかった例を，約400例のCPAP治療中のなかで2例経験している。

睡眠時無呼吸症候群は生命予後を悪化させる可能性のある疾患であり，その原因となるのが心血管障害である。心血管障害発生予防のためには睡眠呼吸障害の治療がまず重要である。また，睡眠時無呼吸症候群では，眠気や注意力の欠如から交通事故のリスクが高い。CPAPや外科治療により，眠気は改善し，交通事故のリスクは軽減する。さらに睡眠呼吸障害の重症度に依存して高血圧を発症するリスクが高くなるが，睡眠呼吸障害の治療によって夜間のみならず日中も血圧が低下する。

睡眠時無呼吸症候群と生活習慣病は密接に関係しており，特にその発症メカニズムは互いに絡み合っている。睡眠時無呼吸症候群の治療は生活習慣病に対する治療効果が見込まれるため，早期の診断・治療が大切である。

肥満による無呼吸の 48 歳男性

　約 2 年前より，いびきがひどくなり，妻から睡眠時の無呼吸も指摘されるようになった。タイマーで計ると 30 秒近い呼吸停止状態とのこと。その頃体重も 115 kg まで増加。収縮期血圧は 130 mmHg 程度であったものが，220 mmHg となった。同じころ，夜間頻尿（3 回以上）となり，時に尿失禁もあるため泌尿器科を受診。検査したが前立腺も含め問題ないとのこと。糖尿病も否定された。昼間の眠気は高度で，高速道路でふらっとして路肩で休むと自分のいびきでびっくりして起きた。その後，睡眠クリニックのことを知り，受診して睡眠検査の結果，無呼吸＋低呼吸を 1 時間あたり 100 回以上認めた。すぐに経鼻持続陽圧呼吸治療を実施。その夜から頻尿，尿失禁は消失。血圧も低下し，眠気，頭痛も改善した。

扁桃炎の肥大した 32 歳男性

　タンクローリー車を運転している。以前なら多少の寝不足でも運転に差し支えなかったが，2 年くらい前に扁桃炎で 4 日間高熱を出した頃から深く眠れなくなり，長く眠っても疲れが取れないとのこと。口蓋扁桃は，中程度以上に肥大。睡眠検査にて，無呼吸＋低呼吸を 1 時間あたり 38 回認めた。経鼻持続陽圧呼吸治療にて，眠気は改善したが，2 ヵ月後に手術治療を希望。扁桃摘出術後は，無呼吸は消失し眠気も認めなくなった。

睡眠負債の 37 歳男性

　眠気といびきを主訴に睡眠外来を受診。睡眠表を 2 ヵ月にわたって記録してもらったところ（**図 2**），週末は通常に比べて 2 時間以上長く寝ていることがわかった。睡眠負債による眠気と判断し，睡眠衛生を改善するために，24 時前には床につくように指導した。その結果，翌月の再診時には睡眠時間が規則的になり，十分な睡眠時間が確保されたことで，眠気はなくなり，いびきも消失した。

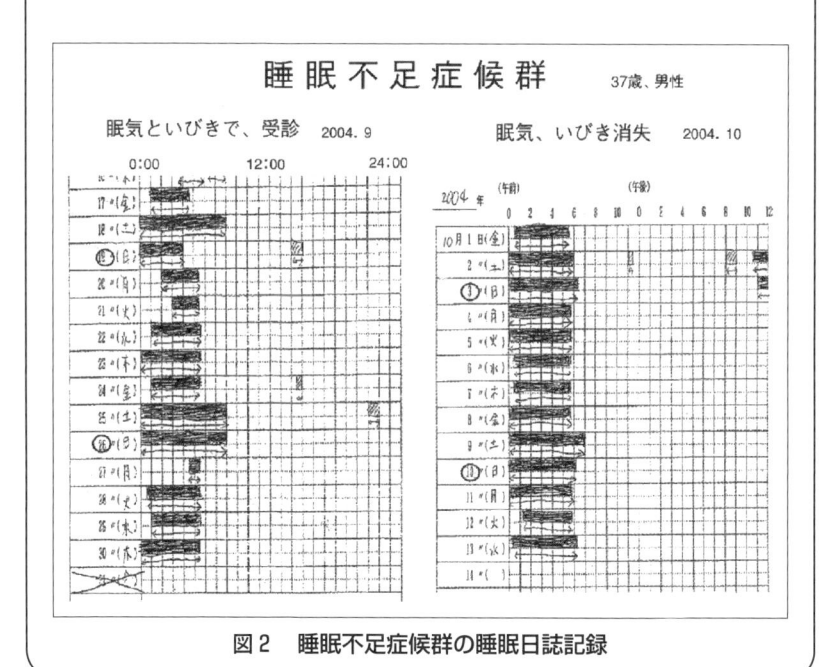

図 2　睡眠不足症候群の睡眠日誌記録

（宮崎総一郎）

C. 顔面形態によるもの

　市役所に勤務する 38 歳の男性は事務職員で，5 年前より睡眠中のいびきが出現するようになった．身長 180 cm，体重 73 kg，肥満度（BMI）22.5 で，20 歳よりの体重増加は 5 kg であった．3 年前より睡眠中に無呼吸が出現しだし，昼食後の眠気がひどくなり会議中に居眠りすることが多くなった．

　妻が心配し，専門医での診察を勧めたため睡眠クリニックを受診した．睡眠検査にて無呼吸＋低呼吸を 1 時間当たり 22 回認めた．睡眠クリニックにて経鼻持続陽圧呼吸治療を実施したが，マスクの違和感が強く治療を中断し，口腔内装置（マウスピース）治療を目的に歯科を紹介された．

　患者は，側方頭部 X 線規格写真（セファログラム）にて，下顎の後退と小顎症があり，顔面骨格の異常を認めた．BMI：22.5 と肥満はなかったが，顎顔面形態異常により口腔の容積は非常に狭く，舌根部の気道は著しく狭窄していた．下顎を前方に固定し狭窄した気道を拡大するマウスピース（図 1）を装着し，睡眠中のいびきは減少，無呼吸＋低呼吸は 1 時間当たり 5 回に減少した．また，昼間の眠気も改善した．

　本邦における無呼吸症患者は，欧米に比べて肥満者が少ないが，反対に顎顔面形態に異常がみられる者が多い．特に，下顎骨の後退や狭小により，舌が後下方に押されて気道が狭窄している患者が多い．そのため，睡眠中に下顎を数ミリ前方移動するマウスピースを歯科で作製し装着するだけで，無呼吸が改善する者も多くみられる．

D. 体位によるもの

　自動車修理工場を経営する 68 歳の男性患者は，身長 180 cm，20 歳時に 55 kg であった体重が，35 歳時には 65 kg に増加し，睡眠中のいびきが出現しだした．60 歳を過ぎた頃には，体重がさらに増加し 73 kg となり，睡眠中の無呼吸状態がみられるようになり，朝の口腔乾燥が出現しだした．さらに最近では，自動車運転中に居眠り運転することがしばしばあり，睡眠クリニックを受診した．

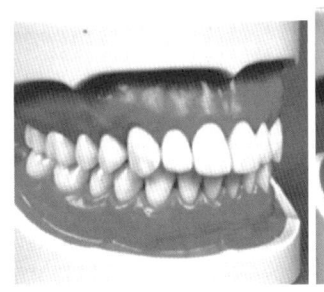

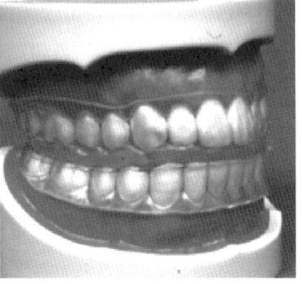

咬合位　　　　　　　　下顎前方位

図1　口腔内装置（マウスピース）
上下歯牙を利用し下顎を前方位に固定する。軟性の熱可塑性樹脂や硬性のアクリルレジン樹脂で作製する。歯牙固定のため金属クラスプを使用した装置や口呼吸ができるように穴が空いた装置など種々のタイプがみられる。

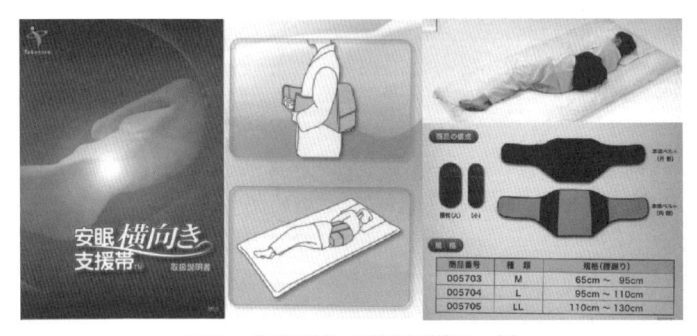

図2　安眠横向き寝支援帯の一例
株式会社竹虎製「安眠横向き支援帯」装着例。

睡眠検査にて，無呼吸＋低呼吸は1時間当たり9.3回と軽症であったが，レム睡眠時の無呼吸＋低呼吸は1時間当たり40回と重症であったため，睡眠クリニックにて経鼻持続陽圧呼吸治療を実施した。しかし，マスクの違和感が強く治療を中断，口腔内装置（マウスピース）治療を目的に歯科を紹介となった。
　歯科にてマウスピースを作製するが，マウスピースの連日使用による歯牙の痛みを訴え，マウスピース治療も中断となる。睡眠検査にて側臥位で

の無呼吸が少ない体位依存性がみられたため、睡眠時に横向き寝を支援する「横向き寝支援帯」(図2)の装着を開始した。支援帯の装着により、無呼吸＋低呼吸は1時間当たり1.5回と減少し、自動車運転中の眠気も改善した。

仰臥位でのレム睡眠中に無呼吸出現が顕著に多い患者は、筋肉の弛緩作用が強く舌根沈下が大きくなり舌根部での無呼吸が増悪しているようである。この症状は、壮年期にかけて増加していくようであり、睡眠体位を側臥位にすることで、舌根部の気道閉塞が解除され無呼吸が減少しているものと推測される。

〈江崎　和久〉

E．うつとの合併

「睡眠と呼吸が同時にはできない」病である閉塞性睡眠時無呼吸症候群 (obstructive sleep apnea syndrome：OSAS) は、夜中に長時間窒息状態に襲われる夜の病気の代表である。一方、生命力が減退し自己評価が低下し、日常生活に支障をきたすうつ病は、生きることにも自信をなくさせ、自殺すら考えさせるので、「真昼の悪魔」という命名さえなされている。うつ病では、**6 うつと睡眠障害**でも触れたように、徐波睡眠 (S3+S4) の欠如がPSG上は特徴的であるが、夜間も悪夢にうなされることもある。

睡眠の断片化と夜間低酸素血症をきたすOSASは、日中過眠、集中困難、意欲減退、起床時の頭痛などを呈することが知られている。これまでOSASとの関連で注目されている精神疾患は、うつ病である。抑うつと不眠を訴える患者にSASがあることを1975年に岡田が世界で初めて発見して以来、うつ病とSASの関連について検討を重ねてきた[1,2]。本稿では、このOSASとうつとの合併について論ずることになる。

1) OSASと診断されるまでに、診断されている病名は循環器、呼吸器疾患以外ではうつ病が多い

本項では、鼻閉、肥満などとの合併が強調されているが、Smithらは、773例のOSAS患者（男性599例、女性174例）について、OSASと診断さ

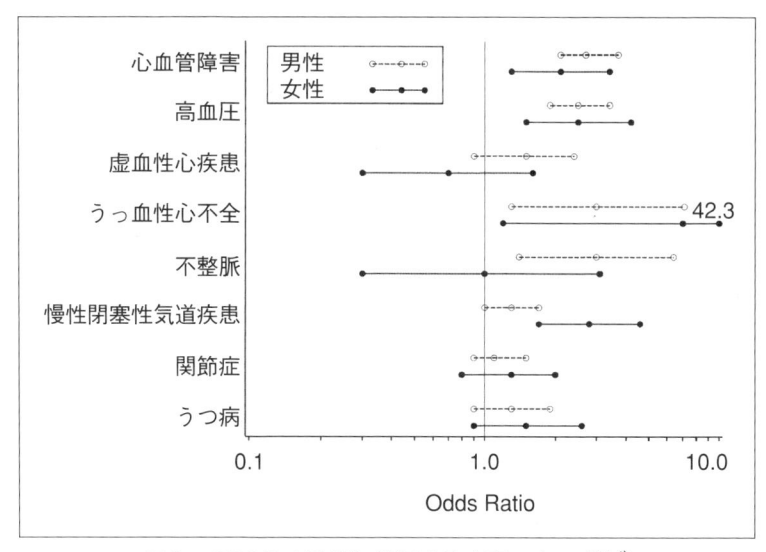

図1 OSASの診断に並行する疾患のオッズ比[4]
(Smith R, et al.：Chest **121**（1）：164-172, 2002. より引用)

れるまでの5年間に他の病名をつけられたと報告している。その各疾患のオッズ比はうっ血性心不全3.9, 心血管疾患2.6, 高血圧2.5, 不整脈2.2, 慢性閉塞性気道疾患1.6, うつ病1.4の順で, 性別でみると男性では虚血性心疾患2.98, 女性では, COAD 2.63, うつ病2.24となっている（**図1**）。

OSASと診断されるまでの5年以上の間に, 並存する疾患のオッズ比が示されている。男女とも高血圧とうっ血性心不全と診断されている頻度が高い。うつ病は, 特に女性で頻度が高い。

2）OSASの精神症状はうつ病の症状とよく似ている

OSASは, 心循環系の合併症以外に日中過眠と集中困難, 起床時の倦怠感などの中枢神経症状をしばしば伴う。起床時の熟眠感の欠如, 頭重感, 倦怠感は, うつ病の精神症状とよく似ている。そのためにOSASが存在しているのに,「うつ病」と診断されて, 抗うつ薬療法だけを受けている事例も潜在している。一方OSASと診断されて抑うつ傾向が強いと評価された

気分障害119例に占めるSAS

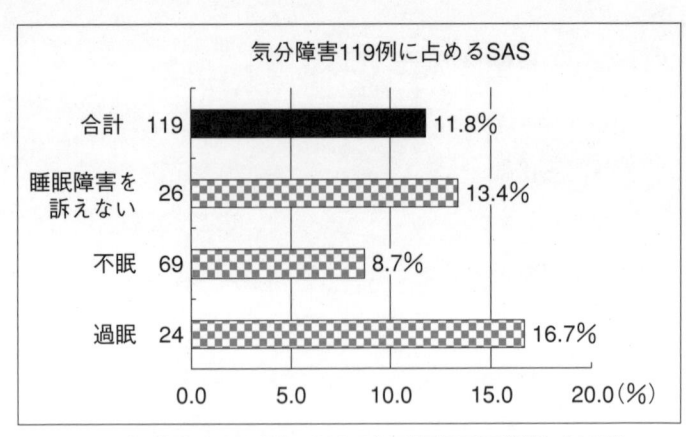

合計	119	11.8%
睡眠障害を訴えない	26	13.4%
不眠	69	8.7%
過眠	24	16.7%

図2 気分障害119例における無呼吸低呼吸指数（AHI）10以上の症例

ケースでも，CPAPで軽快すれば抑うつ症状ではなく，SASによる疲労症状であることが判明することになる。OSASの重症度とは独立して疲労感の強いケースほど抑うつ症状も強く，両者は相関しているので，睡眠呼吸障害の治療に留まらず，気分障害の評価と治療を行う必要があるという見解もある[3]。

3）うつ病にOSASの合併はどの程度存在するのか

　一般人口に占めるOSASの割合は1～3％程度と推定されているが，筆者らの検討ではうつ病にはOSASが11.8％も合併しており，うつ病に占めるOSASの合併は他の精神疾患に比べて高いと推測されている（図2）。

　精神科外来を受診した気分障害119例で不眠を訴えた症例（I群）69例，過眠を訴えた症例（H群）24例，睡眠障害の訴えのない症例（N群）26例で，PSG検査によりAHI 10以上の出現率は，H群16.7％，I群8.7％，N群13.4％で，全体では119例中14例（11.8％）であった。一般人口に占めるOSASの有病率が2％弱であることを考えると相当に高い頻度と考えられる。

4）うつ病にOSASが合併する要因，およびOSASにうつ症状が生じる要因とその対策は？

　うつ病患者にOSASの合併する要因としては，① 意欲の減退から引きこもりがちとなるあるいは活動性が低下して運動不足となり体重が増加する，② 抗うつ薬や併用する気分安定薬・抗精神病薬によって体重が増加する，③ 過食を生じて体重が増加する，④ ベンゾジアゼピン系薬物（抗不安薬，睡眠薬）の併用，あるいは飲酒によって筋弛緩作用が加わる，などが挙げられよう。一方，OSASにうつ症状が生じる要因としては，① 眠気や思考力・判断力・記憶力・注意力・認識力の低下などによって仕事能率あるいは学業に影響を及ぼし生産性の低下や周囲からの評価の低下，二次的に抑うつを生じる，② 全身倦怠感，眠気，頭痛などの身体症状がうつ症状そのものとしてとらえられる，あるいはその不快さから二次的に抑うつを生じる，③ OSASのためなんらか直接的な脳機能の低下がうつ症状につながる，などが考えられる。したがって単極性うつ病で不眠を訴え，抗うつ薬療法に反応しない場合，あるいは双極性うつ病で過眠を訴える場合にSASの合併を考慮する必要がある。双極性うつ病では，肥満体型が多く，SASにも共通するリスクファクターもあるからである。SASとうつ病の合併例では，CPAPに加えて，抗うつ薬や気分調整剤（バルプロ酸ナトリウム，リチウム塩）を併用して初めて改善する。

　OSAS患者に併発するうつ症状はOSASの治療によって改善するといくつかの研究で報告されている。

　OSASの治療によるうつ症状の改善の要因の1つはQOLの改善であろう。**7 アルコールと睡眠障害**でも述べたようにアルコールはOSASを悪化させるばかりでなく，レム睡眠を抑制したり徐波睡眠を減らしたりするのでうつ病に対しても増悪要因となる。

まとめ

　抑うつ気分，興味と喜びの喪失，疲れやすさの3つのうちの2つが2週間以上持続すればうつ病と診断される。慢性的身体疾患ではうつ病の合併

が多いとされている．自殺予防のうえからもうつ病の早期発見は重要である．OSAS 患者では抑うつ傾向が高いことが指摘されているが，CPAP によっても抑うつ傾向が改善しない場合にはうつ病との合併を検討すべきである．逆に抗うつ薬に反応しないうつ病で，倦怠感，眠気などの訴えがあれば OSAS の合併を考慮する必要がある．OSAS で CPAP のアドヒアランスが良好でも，熟眠感の欠如，日中過眠，倦怠感を訴えるケースにはうつ病の合併を考慮する必要がある．うつ病の治療が遷延して，重度の不眠あるいは，日中過眠を訴えるケースには PSG を施行し OSAS の合併に留意する必要がある．過眠を主訴とすることの多い双極性うつ病では，肥満体型も多く，OSAS の合併頻度が高いことを念頭に置く必要がある．増大するメタボリックシンドロームと OSAS の合併は肥満のところで詳述されているが，実はメタボリックシンドロームとうつ病との合併が多いので，そのトライアングルにも注目するべきである．

5年間遷延性うつ病と診断され，一向に好転しなかった 55 歳男性

　5年間ちっとも改善しないということで受診された 55 歳の男性は，BMI 29 と肥満があり，みるからに恰幅のよい会社経営者であった．肥満に加えて，高血圧，脂質異常症があり，飲酒量も多かった．病前性格は勝気，明朗活発で，趣味も豊富で，事業を大きく発展させてきたという自負もあった．全盛期の頃とは正反対で生気がなく，毎晩大いびきをかき，起床時はぐったり疲れがあり，1日中集中力がなく，うとうとしているという訴えが認められた．呼吸抑制作用のある睡眠薬も大量に処方されていた．呼吸抑制作用のある睡眠薬を漸減し，極少量の睡眠導入剤に留めた段階で，PSG を施行したところ，AHI 45 と重度の OSAS が判明した．CPAP 水柱圧 12 cm で OSAS はコントロールされ，見違えるように日中の生気がよみがえってきた．気分障害はこれまでの経過から双極性障害と診断された．バルプロ酸ナトリウムを 600 mg 処方した．陰萎も改善し，夫としても会社経営者としても完全復活した．

文 献

1) 岡田　保, 粥川裕平：感情病と睡眠時無呼吸症候群. 閉塞性睡眠時無呼吸症候群―病態と臨床. 岡田　保, 粥川裕平 編, 創造出版, 東京, 1996.
2) 粥川裕平, 岡田　保：SASとうつ病の関係は？　肥満と糖尿病 **4** (3)：433-435, 2005.
3) Bardwell WA, Moore P, Ancoli-Israel S, et al.：Fatigue in obstructive sleep apnea：driven by depressive symptoms instead of apnea severity? Am J Psychiatry **160** (2)：350-355, 2003.
4) Smith R, Ronald J, Delaive K, et al.：What are obstructive sleep apnea patients being treated for prior to this diagnosis? Chest. **121** (1)：164-172, 2002.

〈粥川　裕平, 岡田　保〉

9. 睡眠不足症候群

　高度情報通信ネットワークが発達した現代社会では，いつでもどこからでもインターネットにアクセスできるようになった。私たちはその恩恵を受ける一方で，活動と休止（睡眠）のメリハリの少ない社会で，睡眠不足という危機にさらされながら生活をしなくてはならない。働く世代の睡眠時間は，半世紀年前より約1時間減少し，睡眠の量が慢性的に不足し睡眠負債が蓄積していることが指摘されている[1]。フィンランドでの12000人を対象とした調査では，一般人口で睡眠不足状態にある者の割合は20.4%であり[2]，日本での成人4000人を対象とした調査においても，睡眠時間が6時間未満の者が28%存在したという[3]。このことから，先進諸国では睡眠不足状態にある者の割合はかなり高いと思われる。また，日中の過剰な眠気（Excessive daytime sleepiness：EDS）の有病率は，欧州5ヵ国19000名を対象とした調査[4]ならびに日本の成人3000名を対象とした調査[5]において，いずれも15%に認められている。

　睡眠障害国際診断分類（International classification of sleep disorders：ICSD）第二版では，慢性的な睡眠不足によってEDSを呈する疾患として，行動誘発性睡眠不足症候群（Behaviorally induced insufficient sleep syndrome：BIISS）を規定している[6]。診断基準を**表1**に示す。終夜睡眠ポリグラフィ（Polysomnography：PSG），反復睡眠潜時検査（Multiple sleep latency test：MSLT）などの検査は診断に必須ではないが，十分睡眠時間を確保した後にMSLT入眠潜時が正常化するならば，他の過眠症と鑑別することができる。また，PSGでは睡眠構築の異常は認められないが，睡眠不足を反映して，入眠までの時間が短縮し，睡眠効率は高く（90%以上），総

表1 主要過眠症5疾患での臨床背景の比較[8]

診断名	初診時年齢 Mean SD	発症年齢[1] Mean SD	初診時 ESS 得点[2] Mean SD	BMI[3] Mean SD	平日睡眠時間 Mean SD
睡眠不足症候群（BIISS）	30.2 7.3	28.6 7.5	13.6 3.4	22.2 2.8	5.5 0.8
睡眠時無呼吸症候群	45.1 12.1***	— —	12.5 3.6**	27.4 4.9***	6.1 1.0***
特発性過眠症	31.4 9.0	19.2 7.3***	14.3 3.0	21.8 3.1	6.3 1.1***
ナルコレプシー	31.0 13.3	17.2 7.5***	15.7 3.0***	23.4 4.1*	6.4 1.3***
概日リズム睡眠障害	27.7 8.1	18.9 6.4***	12.4 3.7*	21.9 3.8	7.8 2.3***

***: p<0.0001, **: p<0.01, *: p<0.05（睡眠不足症候群との事後比較） [1]睡眠時無呼吸症候群では，発症年齢が不明のため検討しなかった。[2]ESS: Epworth Sleepiness Scale [3]BMI: Body Mass Index
(Komada Y et al.: Sleep Medicine 9: 851-856, 2008. より引用改変)

睡眠時間が延長することが特徴である。

　BIISSは，睡眠障害センターを訪れる全患者の約2%，EDSを訴える患者の6〜7%を占めると報告されている[7,8]。この割合は，睡眠時無呼吸症候群，特発性過眠症，ナルコレプシーなどの代表的な過眠性疾患に次ぐものであり，概日リズム睡眠障害や周期性四肢運動障害よりも高水準である[8]。主要過眠症5疾患で臨床背景を比較すると，BIISSでは平日睡眠時間が他の過眠症に比べて有意に短い，発症年齢が特発性過眠症，ナルコレプシー，概日リズム睡眠障害に比べて有意に高い，初診時の年齢が睡眠時無呼吸症候群よりも有意に低いなどの特徴がある（**表1**）[8]。BIISSの症状としては，疲労，いらいら，抑うつ，筋肉の痛み，視覚障害，集中困難，認知機能の低下，覚醒度の低下などが発現する可能性があると指摘されており[1,9]，特に注意力や覚醒度を必要とする課題の成績が低下することが確認されている[10]。われわれの施設への受診例では，エプワース眠気尺度による初診時平均眠気得点は13.6点で，病的眠気のカットオフ値の10点を上回っていた（**表1**）[8]。またBIISS症例のなかには，運転中ならびに労働中の事故もしくはニアミス経験有りと答えた者が22.1%存在しており，この群では事故・ニアミス経験なしの群に比べて，ESS得点が有意に高い[8]。一般人口での過去5年間の居眠り運転事故率が3%以下にとどまるとの報告[11]から考えて，BIISSでの事故率はかなり高いと考えてよいだろう。

　患者は，意図的ではないにしろ慢性的な断眠状態にあることによって，正常レベルの覚醒水準を維持できなくなる。したがって治療にあたって

表2 行動誘発性睡眠不足症候群の診断基準[6]

A.	患者が強い眠気を訴える，または思春期前の子供の場合，眠気を示唆する行動的異常を訴える．異常な睡眠パターンは，最低でも3ヵ月の間，ほとんど毎日認められる．
B.	履歴，睡眠表，またはアクチグラフで確立される，患者の習慣的睡眠エピソードは，通常，年齢調節標準データで期待されるものよりも短い． 注：長時間睡眠をともなう患者の場合，習慣的な睡眠時間は年齢調節標準データによれば正常なことがある．しかし，これらの睡眠時間が，この人口には不十分なことがある．
C.	習慣的な睡眠スケジュールが維持されない場合（週末や休暇時）には，患者は通常よりかなり長く眠る．
D.	睡眠ポリグラフ診断検査を行うと（診断のために必要なものではない），睡眠潜時は10分未満で，睡眠効率が90％を超える．MSLT中に，（多数のSOREMPと共に，またはともなわずに）8分未満の短い平均睡眠潜時が観察されることがある．
E.	この過眠が，他の睡眠障害，身体疾患や神経疾患，精神障害，服薬，または物質使用障害で説明できない．

(American Academy of Sleep Medicine ed.：International classification of sleep disorders, 2nd ed.：Diagnostic and coding manual. American Academy of Sleep Medicine, Illinois, 2005. より引用)

は，EDSを始めとする諸症状が睡眠不足から生じていることを十分認識させることが重要である．まず睡眠不足で生じる弊害を説明し，睡眠時間を確保することを目的とした睡眠衛生指導を行う．その際，睡眠日誌やアクチグラフを利用し，患者とともに睡眠習慣や日中の眠気，気分の変化を確認する．「睡眠時間を十分に規則正しくとっていれば，日中も快適に過ごせる」と認識できれば，良好な睡眠習慣を保つことへの動機づけが高まる．治療の主体は睡眠衛生指導であり，モダフィニルや塩酸メチルフェニデート，ペモリンといった中枢神経賦活薬の処方は行うべきでない．また，睡眠時無呼吸症候群や周期性四肢運動障害などEDSを呈する他の疾患との合併例がある点にも留意すべきである．この場合には，他の疾患に対する治療を行いながら睡眠時間を確保させ，継時的に眠気の改善を評価する．

　適正な睡眠時間は人それぞれであり，日中いきいきと過ごせれば睡眠時間にこだわる必要はない．しかしながら短縮を続ける日本人の平均睡眠時間をみてみると，適正な睡眠時間を誤って認識している人が多いように思われる．充実した生活を送るためには，必要な睡眠時間の認識と確保が重

要であることを，より広く啓発していく必要がある。

慢性的な睡眠不足により眠気を呈した 32歳男性

　日中の強い眠気，仕事の効率低下，身体的不調を訴える会社員．大学生の頃は1日7〜9時間ほど睡眠時間をとっていたが，社会人になってからは残業や接待などで，平日の就床時刻は深夜1時過ぎ，起床時刻は6〜8時頃，平均睡眠時間は6時間をきることが多くなった．休日は昼過ぎまで寝ているという．2年ほど前から，仕事中に居眠りしてしまうことが増え，上司・産業医に勧められて受診となった．周りの同僚はもっとタイトな生活をしているのに自分だけが眠気を感じるのは，仕事に対する意欲に問題があるのか，あるいは睡眠時無呼吸症候群などの疾患があるのではないか，との相談であった．半年前に居眠り運転で，追突事故を起こしている．

　睡眠日誌から，平日の睡眠時間が短く，平日に蓄積した睡眠負債（寝不足）を休日の長時間睡眠によって補うため，休日の睡眠時間が長いというBIISSの特徴が認められた（図1）．そこで，帰宅後はテレビやネットを控えてなるべく早く就床し，きちんと睡眠をとるよう指導した．1ヵ月間，睡眠時間を十分に規則正しくとる生活を続けたところ，日中の眠気が低減した．睡眠時間の確保によって仕事の効率が上がることを認識し，より積極的に睡眠生活習慣を整えるようになった．

　本症例のように，長時間睡眠者の定義（日常の睡眠時間が10時間以上）には該当しなくても，日常的に8〜10時間の比較的長い睡眠時間を必要とする者にとっては，平均的な睡眠時間（7時間程度）は十分ではない．気がつかないうちに蓄積した慢性的な睡眠不足がEDSの原因となっているケースも臨床上無視できない．

図1　睡眠日誌

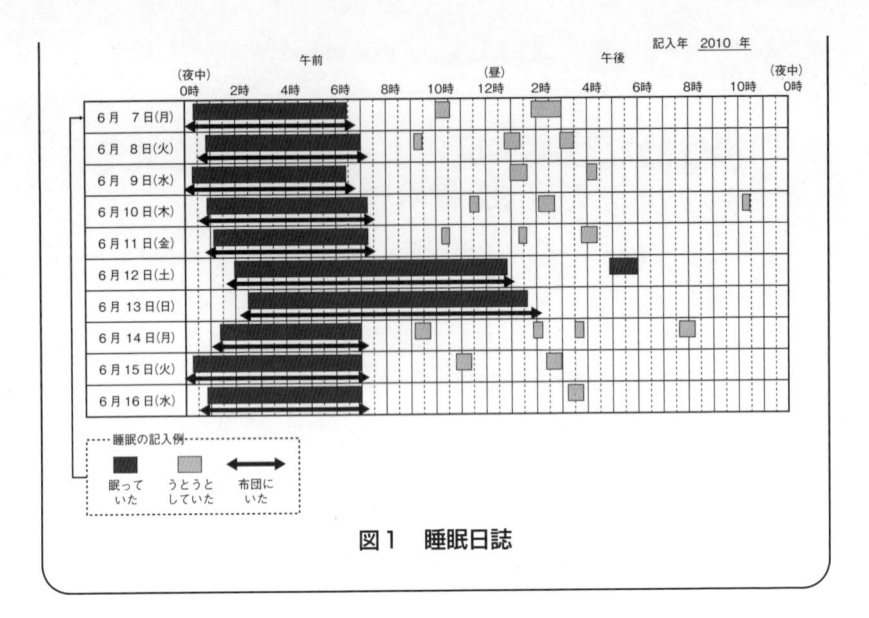

文献

1) Aldrich MS：Insufficient sleep syndrome. Sleep-Physiology, Investigatoins, and Medicine.（Billiard M, ed）. Kluwer Academic/Plenum Publishers, New York, 2003, pp341-346.
2) Hublin C, Kaprio J, Partinen M, et al.：Insufficient sleep-a population-based study in adults. Sleep **24**：392-400, 2001.
3) Ohida T, Kamal AM, Uchiyama M, et al.：The influence of lifestyle and health status factors on sleep loss among the Japanese general population. Sleep **24**：333-338, 2001.
4) Ohayon MM, Priest RG, Zulley J, et al.：Prevalence of narcolepsy symptomatology and diagnosis in the European general population. Neurology **58**：1826-1833, 2002.
5) Liu X, Uchiyama M, Kim K, et al.：Sleep loss and daytime sleepiness in the general adult population of Japan. Psychiatry Res **93**：1-11, 2000.
6) American Academy of Sleep Medicine ed：International classification of sleep disorders, 2nd ed.：Diagnostic and coding manual. American Academy of Sleep Medicine, Illinois, 2005.

7) Roehrs T, Zorick F, Sicklesteel J, et al.：Excessive daytime sleepiness associated with insufficient sleep. Sleep **6**：319-325, 1983.
8) Komada Y, Inoue Y, Hayashida K, et al.：Clinical significance and correlates of behaviorally induced insufficient sleep syndrome. Sleep Medicine **9**：851-856, 2008.
9) Broman JE, Lundh LG, Hetta J：Insufficient sleep in the general population. Neurophysiol Clin **26**：30-39, 1996.
10) Roehrs T, Timms V, Zwyghuizen-Doorenbos A, et al.：Polysomnographic, performance, and personality differences of sleepy and alert normals. Sleep **13**：395-402, 1990.
11) Turkington PM, Sircar M, Allgar V, et al.：Relationship between obstructive sleep apnoea, driving simulator performance, and risk of road traffic accidents. Thorax **56**：800-805, 2001.

(駒田　陽子, 井上　雄一)

10. ナルコレプシー

　ナルコレプシーは，日中の強い眠気を呈する「過眠症」の代表的疾患である。思春期前後に症状が始まることが多く，学校や職場での居眠りの原因となる。近年，ナルコレプシーの病態が中枢神経系のオレキシン欠乏と強く関連していることが明らかにされた。またナルコレプシーの治療薬であるモダフィニールが2007年4月より本邦でも処方可能となっている。しかし，疾患そのものがまだ十分認知されておらず，眠気や居眠りが多いことで，周囲からやる気がない，怠けているとみなされ，適切な診断・治療を受けていないケースも少なくない。ナルコレプシーの診断のポイント，検査所見，治療の概要を解説する。

A．ナルコレプシーの症状と診断

　ナルコレプシーの症状としては，日中の強い眠気と居眠り（睡眠発作）に加え，レム睡眠関連症状と呼ばれるカタプレキシー（情動脱力発作），睡眠麻痺（金縛り），入眠時幻覚がみられる。なかでもカタプレキシーはナルコレプシーに特徴的な症状であり，大笑いしたり怒ったりといった大きな感情の動きに伴い，短時間の全身もしくは体の一部の脱力を生じるものである。眠気は，日常生活に支障を生じるレベルのことも多い。

　眠気に加えて典型的なカタプレキシーがみられる場合には症状のみから診断できるが，カタプレキシーを伴わない，あるいははっきりしない症例では，その他の過眠症との鑑別は必ずしも容易ではない[1]。睡眠障害国際分類第2版（ICSD-2）では，カタプレキシーを伴うもの（narcolepsy

表1 ナルコレプシーの診断基準[2]

カタプレキシーを伴うナルコレプシー（narcolepsy with cataplexy）
A．ほぼ毎日起こる日中の強い眠気の訴えが6ヵ月以上持続。
B．明確なカタプレキシー（感情の変化に伴って起こる，突然で一過性の筋緊張の低下）の存在。
C．可能な限り，終夜睡眠ポリグラフィ（PSG）ならびに反復睡眠潜時試験（MSLT）で以下の所見を確認：十分な睡眠（最低6時間以上）をとった翌日のMSLTで，平均入眠潜時が8分以下で，入眠時レム睡眠期（SOREMP）が2回以上出現。または，脳脊髄液ハイポクレチン-1値が，110 pg/ml以下か正常値の1/3以下。
D．過眠症状が，他の睡眠障害，内科・神経疾患，精神疾患，薬物，物質使用障害によるものではない。

カタプレキシーを伴わないナルコレプシー（narcolepsy without cataplexy）
A．ほぼ毎日起こる日中の強い眠気の訴えが6ヵ月以上持続。
B．明確なカタプレキシーを伴わないが，非典型的なカタプレキシー様エピソードは存在しうる。
C．終夜睡眠ポリグラフィ（PSG）ならびに反復睡眠潜時試験（MSLT）で以下の所見を確認することが必須：十分な睡眠（最低6時間以上）をとった翌日のMSLTで，平均入眠潜時が8分以下で，入眠時レム睡眠期（SOREMP）が2回以上出現。
D．過眠症状が，他の睡眠障害，内科・神経疾患，精神疾患，薬物，物質使用障害によるものではない。

without cataplexy）と伴わないもの（narcolepsy without cataplexy）についての診断基準が示されている（**表1**)[2]。ナルコレプシーと診断するには，日中の眠気とレム睡眠関連症状があり，カタプレキシーを伴うか，伴わない場合には，以下に示す睡眠検査において一定の所見が認められることが必要である。

B．睡眠検査所見

睡眠検査としては，終夜睡眠ポリグラフィ（PSG）と反復睡眠潜時検査（MSLT）が行われる。カタプレキシーを伴わないものではこれらの検査は必須であるが，カタプレキシーがあっても，過眠を呈しうる他の疾患を除外するうえでも施行することが望ましい。PSGは，終夜にわたり生体の多

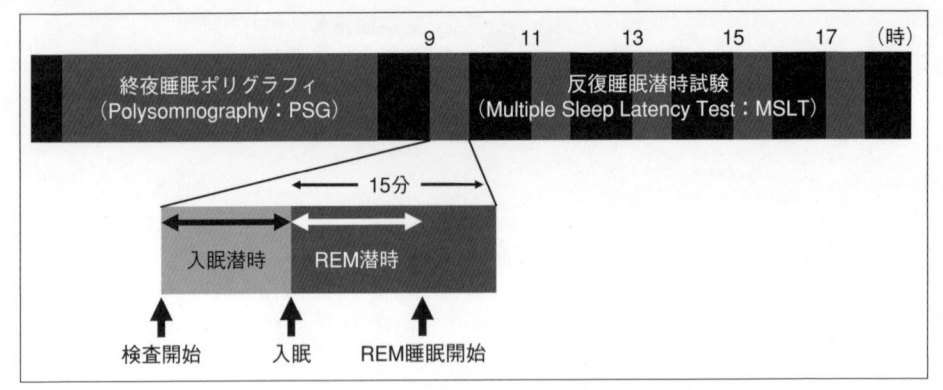

図1 終夜睡眠ポリグラフィ（PSG）と反復睡眠潜時試験（MSLT）
反復睡眠潜時試験（MSLT）は，通常は終夜睡眠ポリグラフィ（PSG）に引き続いて行われ，2時間間隔で5回のセッションを行う。各セッションでは，入眠するかどうかを最大20分間観察し，入眠が確認されたらさらに15分間，レム睡眠が出現するかどうかを観察する。

現象を連続記録するもので，脳波，眼球運動，オトガイ筋筋電図，鼻・口エアフロー，胸・腹部呼吸運動，いびき音，前脛骨筋筋電図などを記録し，睡眠の質的・量的評価を行う[3]。MSLTは，PSGに引き続いて翌日の日中に行い，2時間ごとに5セッションの安静臥床の状態での睡眠を記録し，寝つくまでの時間（入眠潜時）とレム睡眠の出現の有無を記録する（図1）。カタプレキシーを伴わないナルコプシーの診断においては，MSLTにおける入眠潜時の短縮（8分以下）と，2回以上での入眠時レム睡眠の出現が必要である[2]。

C. ナルコレプシーの病態と関連する所見

近年，ナルコレプシーでは中枢のオレキシンが欠乏していることが明らかとなり[4]，ナルコレプシーでは，視床下部オレキシンニューロンが減少し，脳脊髄液中オレキシン値はカタプレキシーを伴う群では著明に低下することが知られている。しかし，カタプレキシーを伴わないナルコレプシーにおいては必ずしもオレキシンの著明低値は認められない[5,6]。

また，カタプレキシーを伴うナルコレプシーにおいては，本邦ではほぼ

100％が白血球表面の抗原の型を示すヒト組織適合抗原（HLA）のDR2が陽性と報告されており[7]，さらに詳細なタイピングにてHLA-DQB1＊0602がほとんどの症例で陽性と考えられている[8,9]。全例で脳脊髄液中オレキシンを測定することは現実的ではないが，睡眠検査所見とこれらの生化学的な指標とを組み合わせて活用することで，病態の理解と診断精度の向上が期待される。

D．ナルコレプシーの鑑別診断

ナルコレプシーとの鑑別が必要となる眠気を有する疾患としては，後述の特発性過眠症のほか，慢性的な睡眠不足の状態により眠気をきたす睡眠不足症候群，睡眠呼吸障害，睡眠時周期性四肢運動やレム睡眠行動障害などの睡眠関連運動異常症，薬物依存などが挙げられる[2]。なかでも，睡眠呼吸障害，睡眠関連運動異常症の除外，カタプレキシーを伴わないナルコレプシーと特発性過眠症の診断・鑑別には睡眠検査が不可欠である。

また両側視床下部病変を有する脳梗塞，多発性硬化症，急性散在性脳脊髄炎などの中枢神経系の病態によって過眠症状あるいはナルコレプシーを発症することがある[10,11]。

E．ナルコレプシーの治療

ナルコレプシーの治療は，日中の眠気とカタプレキシーの抑制が主体となる。まず，規則正しい睡眠覚醒リズムを維持し，睡眠時間を確保することが最優先である。短時間（10〜15分）の昼寝で午後の眠気が軽減する場合も多い。

眠気の薬物治療の第一選択薬はモダフィニールであり，100〜300 mgの朝1回投与にて夕方まで眠気が抑制できることが多い。眠気の抑制が不十分な場合には，メチルフェニデートを併用し，朝・昼2回あるいはいずれか1回10 mg投与とする。メチルフェニデートは一部で濫用が問題となり，現在はナルコレプシーと診断された患者にのみ処方される。従来用いられていたペモリンは20〜50 mgを朝1回投与するが，肝機能障害の副作

用のため海外では使用されない傾向にある。薬物の効果が就寝時刻まで及ぶと，不眠や睡眠の質の低下につながる場合があり，特に半減期の長い薬剤（モダフィニール，ペモリン）は昼以降に服用しないように指導する。これら薬剤の副作用としては，頭痛，動悸，口渇などがみられる。

カタプレキシーの頻度・重症度が高い場合には三環系抗うつ薬を用いる。イミプラミン，クロミプラミン10〜30 mgの眠前投与から始め，効果が十分でなければ最大40 mg分2〜3にて日中に投与する。

まとめ

従来，日中の眠気は見過ごされがちであったが，社会生活上支障をきたすことも多く，適切な診断と治療が必要である。ナルコレプシーやその他の過眠を呈する疾患を診断・鑑別するうえでは，症状と睡眠検査所見を総合的に判断することが有用である。思春期に発症することが多いナルコレプシーでは，治療で眠気を改善することが充実した学校生活を過ごすうえで特に重要であり，早期に診断・治療することが望まれる。

> ### 笑った時の脱力と金縛り体験を伴う日中の眠気：カタプレキシーを伴うナルコレプシーの19歳女性
>
> 日中の眠気を訴えて来院。14歳頃より，夜十分に寝ていても授業中に耐え難い眠気を感じて，居眠りするようになった。大笑いをすると膝の力が抜けて立っていられなくなる（カタプレキシー）ことがあり，また睡眠中にしばしば金縛り（睡眠麻痺）を体験していた。終夜睡眠ポリグラフィにて，入眠して2.5分後にレム睡眠の出現（入眠時レム睡眠）が認められたほかは，深睡眠も十分みられ，睡眠の質は良好であった。反復睡眠潜時試験にて，入眠にかかった時間の平均は2.3分と著明に短く，5回の仮眠セッションのうち4回で入眠後にレム睡眠が出現した。症状よりカタプレキシーを伴うナルコレプシーと診断でき，睡眠検査の結果もそれを支持する所見であった。モダフィニール

200 mg を朝に服用することで日中の眠気は改善し，大学の授業中に居眠りをすることもなくなった。また，イミプラミン 10 mg の就床前の服用でカタプレキシーもほぼなくなった。

寝入りばなの幻覚を伴う日中の眠気：カタプレキシーを伴わないナルコレプシーの 16 歳男性

授業中の居眠りが多いとして教師より勧められて来院。13 歳頃より授業中に頻繁に居眠りするようになったが，部活の朝練で疲れているせいだと思っていた。寝つきはよいが，時に寝入りばなに人が傍に立ってじっと見ているという幻覚（入眠時幻覚）と，同時に金縛りを体験していた。笑ったり怒ったりした時の脱力の経験はない。終夜睡眠ポリグラフィにて，入眠時レム睡眠は認められず，深睡眠も十分で睡眠の質は良好であった。反復睡眠潜時試験にて，入眠にかかった時間の平均は 1.9 分と著明に短く，5 回の仮眠のうち 2 回で入眠後にレム睡眠が出現した。症状と反復睡眠潜時試験の結果より，カタプレキシーを伴わないナルコレプシーと診断した。モダフィニール 100 mg を朝に服用することで日中の眠気はおおむね改善し，授業中に居眠りをする頻度は著明に減少した。

文 献

1) Aldrich M：The clinical spectrum of narcolepsy and idiopathic hypersomnia. Neurology **46**：393-401, 1996.
2) American Academy of Sleep Medicine. International classification of sleep disorders, 2nd ed.；Diagnostic and coding manual. American Academy of Sleep Medicine, Illinois, 2005.
3) Rechtschaffen A, Kales A：A manual of standardized technology, techinicques and scoring system for sleep stages of hyman subjects. U. S. Department of

Health, Education and Welfare, Public Health Service, NIH No. 204, 1968.
4) Nishino S, Ripley B, Overeem S, et al.：Orexin deficiency in human narcolepsy. Lancet **355**：39-40, 2000.
5) Mignot E, Lammers GJ, Okun M, et al.：The role of cerebrospinal fluid orexin measurement In the diagnosis of narcolepsy and other hypersomnias. Arch Neurol **59**：1553-1562, 2002.
6) Kanbayashi T, Inoue Y, Chiba S, et al.：CSF orexin-1（orexin-A）concentrations in narcolepsy with and without cataplexy and idiopathic hypersomnia. J Sleep Res **11**：91-93, 2002.
7) Honda Y, Juji T, Matsuki K, et al.：HLA-DR2 and Dw2 in narcolepsy and in other disorders of excessive daytime somnolence without cataplexy. Sleep **9**：133-142, 1986.
8) Mignot E, Lin X, Arrigoni J, et al.：DQB1＊0602 and DQA1＊0102（DQ1）are better marker than DR2 for narcolepsy in Caucasian and black Americans. Sleep **17**：S60-67, 1994.
9) Krahn LE, Pankratz VS, Oliver L, et al.：Hypocretin（orexin）levels in cerebrospinal fluid of patients with narcolepsy：relationship to cataplexy and HLA DQB1＊0602 status. Sleep **25**：733-736, 2002.
10) Scammell TE, Nishino S, Mignot E, et al.：Narcolepsy and low CSF orexin（orexin）concentration after a diencephalic stroke. Neurology **56**：1751-1753, 2001.
11) Oka Y, Kanbayashi T, Mezaki T, et al.：Low CSF orexin-1/orexin-A associated with hypersomnia secondary to hypothalamic lesion in a case of multiple sclerosis. J Neurol **251**：885-886, 2004.

〔岡　　靖哲，井上　雄一〕

11. 特発性過眠症

　特発性過眠症は文字通り，特定の原因なく日中の過眠を生じる疾患であり，器質的疾患，頭部外傷，薬物，精神疾患（特に非定型うつ病）などに起因する二次性過眠症はもちろんのこと，ナルコレプシーなど他の一次性過眠症を除外したうえで，初めて診断される。定義や分類に関して完全に議論が尽くされているわけではないが[2]，現行の睡眠障害国際診断分類（ICSD-Ⅱ）[3]では，特発性過眠症は長時間睡眠を伴うもの，長時間睡眠を伴わないもの，の2つに分類されている（**表1**）。

　旧来，特発性過眠症と呼ばれていた病態は，睡眠時間は長く，朝の起床困難を伴い，一日中眠気は強く，2～3時間以上の午睡をとっても眠気の改善は乏しい上に覚醒させにくく，また無理に覚醒させると頭痛，めまい，嘔気などの自律神経症状や睡眠酩酊が出現するというものである[4]。10歳代で発症することも多く，学業や社会的に不適応をきたすケースもよくみられる。このような症候を呈する群はICSD-Ⅱでは長時間睡眠を伴う特発性過眠症（以下，長時間睡眠型）に相当する。

　一方で長時間睡眠を伴わない特発性過眠症（以下，非長時間睡眠型）は，発症年齢はナルコレプシーより若干高い傾向にあるが，やはり若年層に多く，慢性的な日中の過眠を呈するものの，平素の睡眠時間は10時間を超えることはない。居眠りの多くは30分以内であるが，ナルコレプシーと異なり，居眠り後のリフレッシュ感はあまりない[5]。どちらのタイプの特発性過眠症も，入眠時幻覚などのレム睡眠関連症状には乏しく，もちろん情動脱力発作（大笑いなど感情が強く働いたとき，瞬時に体の力が抜ける発作）は認めない。

表1　特発性過眠症の診断基準

A．長時間睡眠を伴う特発性過眠症
　ⅰ）最低3ヵ月以上，ほぼ毎日続く過度の日中の眠気がある。
　ⅱ）問診やアクチグラフィ，または睡眠日誌により夜間の長時間睡眠（10時間を超える）が認められる。朝あるいは午睡からの起床はいつも困難を伴う。
　ⅲ）夜間のポリソムノグラフで他の原因による過眠は除外されている。
　ⅳ）ポリソムノグラフで睡眠潜時の短縮と10時間を超える睡眠時間を認める。
　ⅴ）終夜ポリソムノグラフ翌日のMSLT（反復睡眠潜時検査）では，平均睡眠潜時は8分未満で，SOREMP（入眠15分以内のREM期の出現）を認めるセッションは2回未満である。この疾患の平均睡眠潜時は6.2±3.0分とされている。
　ⅵ）過眠症状は，他の睡眠障害，内科的あるいは神経学的疾患，精神科的疾患，薬剤その他の物質の使用によって，より合理的に説明されえない。
B．長時間睡眠を伴わない特発性過眠症
　ⅰ）Aのⅰ）に同じ。
　ⅱ）問診やアクチグラフィ，または睡眠日誌により正常な夜間睡眠（6時間を超え，10時間未満）が認められる。
　ⅲ）Aのⅲ）に同じ。
　ⅳ）ポリソムノグラフで正常な睡眠時間（6時間を超え，10時間未満）を認める。
　ⅴ）Aのⅴ）に同じ。
　ⅵ）Aのⅵ）同じ。

(American Academy of Sleep Medicine：In：The International Classification of Sleep Disorders, 2nd edition, Diagnostic and Coding Manual. American Academy of Sleep Medicine, Westchester, 2005.[3] より引用，一部簡略化)

　特発性過眠症の疫学的特徴に関してまだ一定の見解はない。しかし長時間睡眠型はまれなものの，非長時間睡眠型は睡眠臨床の現場で遭遇する機会はかなり多いようである[6]。しかし，この非長時間睡眠型と，情動脱力発作を伴わないナルコレプシーは，臨床症状からは判別困難なことが多く，確定診断にはPSGとMSLT［日中の眠気を客観的に評価する方法で，被験者を暗室で臥位にして脳波・眼球運動をモニターしながら，睡眠潜時（後述）と入眠期レム睡眠（SOREMP，後述）の有無を評価する。2時間間隔で4ないし5セッション行う］が必要となる。いずれの型の特発性過眠症も，PSGで睡眠時間や睡眠構造の評価と他の睡眠障害の除外診断を行い，MSLTの睡眠潜時（モニター上で消灯から入眠までの時間）の平均が8分未満で，SOREMP（入眠15分以内のREM期の出現）の存在が全セッション中の1回以下であることを確認することが診断の基本である。ただ，長時間睡眠型に関しては，MSLT上の平均睡眠潜時の短縮が明らかでない

ケースも散見されるため，MSLTを診断に用いることには異論もある。平素の睡眠覚醒状況を睡眠日誌やアクチグラフィ（加速度センサを内臓した携帯用記録装置）[1]で確認することも，診断の有力な手がかりになる。

治療は基本的に精神刺激薬を用いた過眠症状の緩和が中心となる。現在本邦で保険適応のある薬剤はペモリン（ベタナミン）のみである。症例により薬剤の治療反応にばらつきはみられるが，一般に非長時間睡眠型では薬剤治療が奏功することが多い。これに対して長時間睡眠型ではその効果は劣り，しばしば治療に難渋する。

また都市圏の若年就労層では，生活習慣による慢性的な睡眠不足を原因とする過眠症（行動誘発性睡眠不足症候群：ISS）[7]と思われる症例も少なくない。非長時間睡眠型の診断を下す際には，ISSとの鑑別や，両者の併存の可能性についても留意すべきである。他の過眠症の診断と同じく，睡眠日誌等による日頃の生活状況のチェックは必須である。

以上概要を述べたが，いずれにせよ確定診断にはPSGとMSLTが必要となるため，後述したような特徴を示す症例をみかけた場合には，専門的な睡眠医療機関へ紹介することが好ましいと思われる。

文 献

1) 日本睡眠学会 編：臨床睡眠検査マニュアル．ライフ・サイエンス，東京，2006．
2) Billiard M：Diagnosis of narcolepsy and idiopathic hypersomnia. An update based on the International Classification of Sleep Disorders, 2nd edition. Sleep Med Rev 11：377-388, 2007.
3) American Academy of Sleep Medicine：In：The International Classification of Sleep Disorders, 2nd edition, Diagnostic and Coding Manual. American Academy of Sleep Medicine, Westchester, 2005.
4) Bassetti C, Aldrich MS：Idiopathic hypersomnia. Principle and Practice of Sleep Medicine 4th ed, Elsevier Saunders, Philadelphia, 2004, pp791-800.
5) Komada Y, Inoue Y, Mukai J, et al.：Difference in the characteristics of subjective and objective sleepiness between narcolepsy and essential hypersomnia. Psychiatry Clin Neurosci 59：194-199, 2005.
6) Anderson KN, Pilsworth S, Sharples LD, et al.：Idiopathic Hypersomnia：A

Study of 77 Cases. Sleep **30**（10）：1274-1281, 2007.
7）小鳥居望, 内村直尚：行動起因性の睡眠不足症候群 臨床睡眠学. 日本臨床社, 東京, 2008, pp304-308.

長時間睡眠を伴う特発性過眠症の 16 歳女性

　小学校時代までは特別な問題はなかったが, 13 歳ごろから日中の過度の眠気と, それに伴う頭痛やめまいがしばしば出現。15 歳ごろから起床困難のため遅刻, 欠席が増えた。午前中は起きられない日が多く, 夕方まで眠ってしまうこともあった。家族が覚醒させるのにかなりの労力を要し, 長時間の午睡をとっても眠気はほとんど改善しなかった。無理に覚醒させるとしばしば寝ぼけて悪態をついたり暴れたりすることがあり, 頭痛やめまいのために日常生活に支障をきたすことも多かった。神経内科, 脳外科等の検査では異常を認めず, 抑うつ・意欲低下がみられたため, メンタルクリニックで抗うつ薬の治療を受けたが症状は改善しなかった。知人の紹介で睡眠専門医療機関を受診した。

　睡眠日誌（**図 1**）では, 夜間の入眠時間帯はほぼ一定であったが, 1

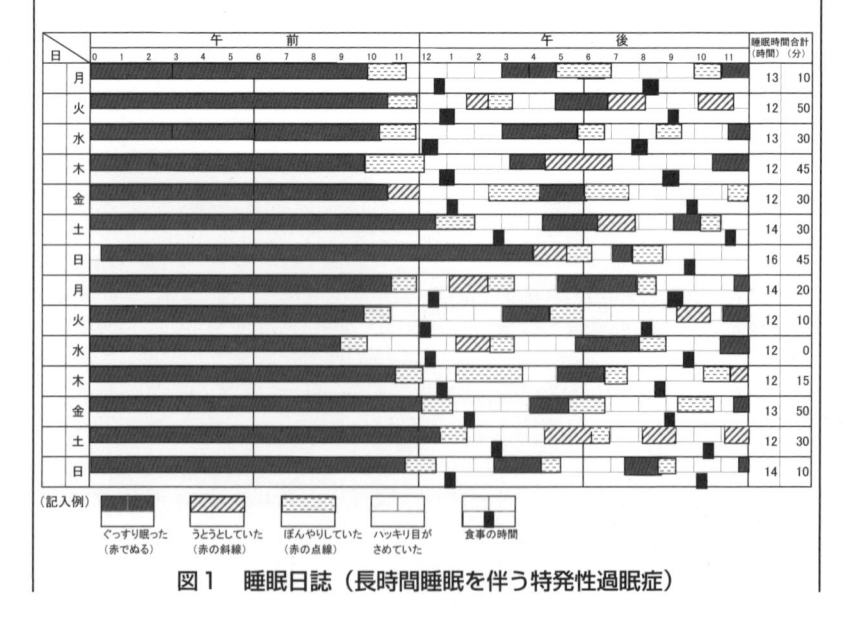

図 1　睡眠日誌（長時間睡眠を伴う特発性過眠症）

日の睡眠時間は12〜14時間におよんでおり，午睡も多く，日中の活動性は著しく低下していた．抑うつ傾向は睡眠覚醒障害に伴う二次的なものと判断され，精神疾患の可能性や心因的な要素は乏しかった．ポリソムノグラフ（PSG）[1]では総睡眠時間は12時間で中途覚醒は少なく，深睡眠が比較的多かった．反復睡眠潜時検査（MSLT）[1]の結果と総合して長時間睡眠を伴う特発性過眠症と診断された．朝起床時にpemolineの内服を開始して75 mgまで増量したところ，午前中の覚醒が維持できる日は増えた．しかし効果は一定せず，内服してもほとんど終日起きられない日もあった．学校側とも相談のうえ，適宜午睡をとるなどしながら，可能な範囲での登校を行っている．

長時間睡眠を伴わない特発性過眠症の25歳男性

会社員．高校3年ごろより，十分な睡眠をとっても日中の眠気が強くなり，授業中の居眠りが増えた．大学時代の生活はかなり不規則だったので，眠気はそのせいだと思い昼寝をとってしのいでいた．就職後はデスクワークや会議中にうたた寝してしまうことが多く，上司に注意されることもしばしばであった．頻回な居眠りを繰り返したが，居眠りの後に眠気が消えてすっきりすることはまれだった．過労のためと判断され残業を免除されたが，勤務中の居眠りに改善はなかった．軽度ながらいびきもあったため睡眠時無呼吸を疑われて，産業医の紹介で睡眠専門医療機関を受診した．神経学的には異常所見はなく，PSGでは睡眠時無呼吸は極めて軽度で，眠気の原因である可能性は否定され，MSLTの結果と合わせて，長睡眠時間を伴わない特発性過眠症と判断された．pemolineによる治療を開始し，症状の経過をみながら投与量の調節を行ったところ，朝食後25〜35 mgの内服で勤務に支障のないレベルまで眠気は改善した．

(杉浦　建生，井上　雄一)

12. レム睡眠行動障害

A. レム睡眠行動障害の症例

　レム睡眠行動障害（RBD）は，① 壮年期以降の男性に多い（有病率は一般人口の 0.5％。患者の約 90％が男性），② 睡眠の後半にエピソードが多い，③ 夢内容を反映した寝言，（暴力的）行動が多くエピソード中に起こせば覚醒させることができ，かつ行動に一致した夢体験を把握できる，④ パーキンソン病やレビー小体病など神経変性疾患（シヌクレイオパチー）の前駆症状の場合がある，といった臨床的特徴がある。

　後出する症例は両症例とも，口論をしている夢にあわせて怒鳴りつけるような寝言や暴力的行動を認めた，高齢の男性である。夢を見ることの多いレム睡眠期には，通常全身の筋肉が弛緩しているが（atonia：**図 1** 上段），この RBD では，レム睡眠期での筋活動の抑制機構に障害があると考えられている。

　表 1 に診断基準を示すが，診断基準 A に示す「筋抑制を伴わないレム睡眠の存在」は終夜ポリグラフィ検査における RWA（REM sleep without atonia：**図 1** 下段）を示す。なお，症例〈夜中に歩行し肋骨を骨折した 73 歳男性〉（p 120）ではレム睡眠の 8.1％が，症例〈寝ているときの絶叫・暴力行為に悩む 60 歳男性〉（p 121）では 5.7％が RWA であった。両症例とも，パーキンソン病治療薬のビ・シフロール錠（一般名 pramipexole）0.125 mg を就寝前に 2 錠服用することで，就寝中の歩行・暴力的行動は全く認められなくなり，月に数回程度，軽い寝言を認める程度になった。

　RBD は将来的にパーキンソン病や認知症の一種であるレビー小体病に

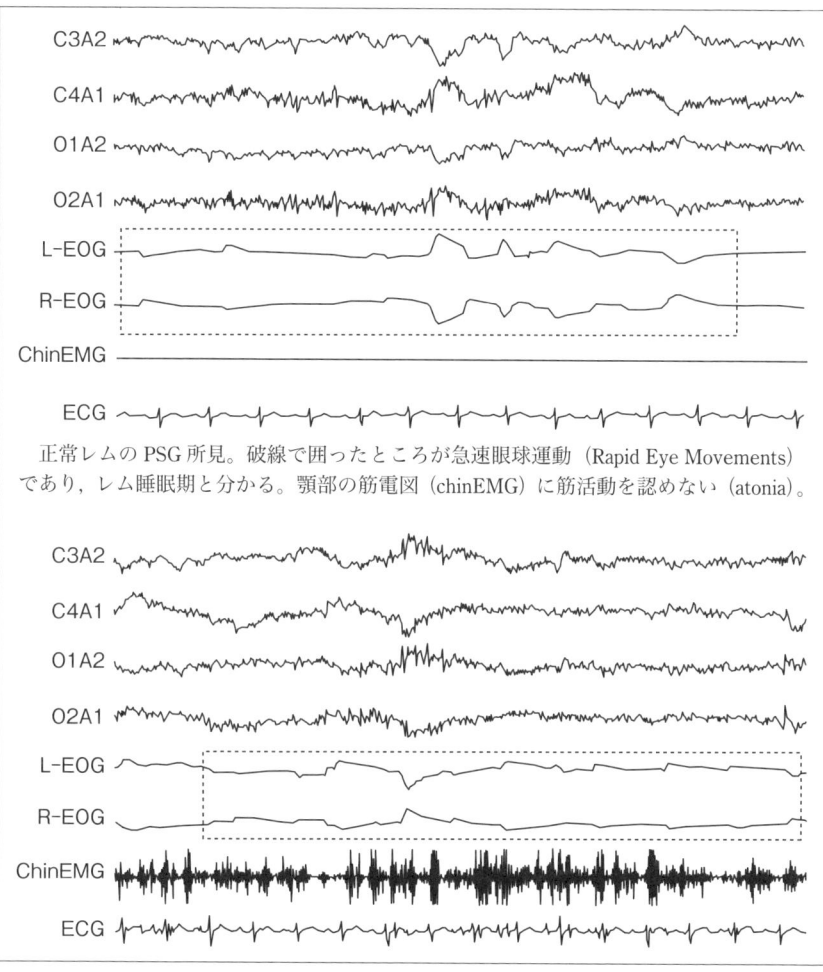

正常レムの PSG 所見。破線で囲ったところが急速眼球運動（Rapid Eye Movements）であり，レム睡眠期と分かる。顎部の筋電図（chinEMG）に筋活動を認めない（atonia）。

図1　正常なレム睡眠期の PSG 所見と RWA（自験例）

RWA の PSG 所見。破線で囲ったところが急速眼球運動（Rapid Eye Movements）であり，レム睡眠期とわかる。レム期でありながらも顎部の筋活動（ChinEMG）を認める（without atonia）。

　C3A2, C4A1, O1A2, O2A1：脳波の電極位置を示す
　L-EOG, R-EOG：左右の眼球運動
　ChinEMG：顎筋電図
　ECG：心電図

表1 レム睡眠行動障害（RBD）の診断基準（睡眠障害の国際分類：ICSD-2）

A．筋抑制を伴わないレム睡眠の存在
B．以下の少なくとも1項目を満たす
　ⅰ）病歴上に睡眠中の怪我，あるいは怪我をしてもおかしくないような行動や激しい行動
　ⅱ）睡眠ポリグラフ検査中に観察された異常なレム睡眠中の行動
C．レム睡眠中に脳波上てんかん活動がみられず，RBDがレム関連発作とあきらかに鑑別できる
D．睡眠障害が他の睡眠関連疾患，内科または神経疾患，精神疾患，薬物の服薬によって説明されない

(American Academy of Sleep Medicine. International classification of sleep disorders. 2nd ed. Diagnostic and coding manual. American Academy of Sleep Medicine, Westchester, 2005. より引用改変)

発展することがあるため，RBDがこれらの疾患の前駆症状・初期症状であるとする説もある[2]。また，パーキンソン病に特徴的な嗅覚障害がRBDにも認められると，将来的にこれらの疾患に進展するリスクが高いとされている。

夜中に歩行し肋骨を骨折した73歳男性

40歳の頃から月に数回の寝言を認めていた。63歳頃からは嫌な夢，怖い夢をみたときに大声で寝言を言い，手足をバタつかせるようになった。65歳の時，睡眠中の深夜2時過ぎに突然起き上がり，寝室内を歩行，柱にぶつかって転倒し，肋骨を骨折した。最近は歩行することはないが，月に2～3回，眠りながら大声で怒鳴ったり，急に布団から起き上がった直後に目を覚ますことがある。この時には必ずと言っていいほど，昔の仕事の嫌な場面の夢を見ていたと話す。入院にて実施した終夜ポリグラフィ検査（PSG）において，眠りながら明け方近くに急に笑い出し，その後，怒鳴りつけるような寝言を認めた。症状の特徴とPSGでの「筋活動を伴うレム睡眠」（RWA：REM sleep without atonia）の存在から，レム睡眠行動障害と診断された。

寝ているときの絶叫・暴力行為に悩む60歳男性

　寝ているときにしばしば大声で叫び，時に暴力的行動を認めるため受診。

　58歳の時，飛行機内で就寝中，突然，大声で絶叫し，前の座席を蹴りつけたことが2回，また，大声を上げながら拳を振り上げたことが1回あった。その後，自宅でも就寝中，急に起き上がり，子供の大型玩具を突然床に投げつけたり，寝室のテレビを蹴飛ばしたことがあった。その物音や痛みで目を覚ましたり，家族や周囲の人から呼びかけられて目を覚ました際には，たいていは激昂状態で口論している夢を見ていたと話していた。受診前にはこのような症状が月に2～3回生じていた。終夜ポリグラフィ検査実施の夜には上述のような症状は認めなかったが，筋活動を伴うレム睡眠（RWA）が頻発しており，この所見と臨床症状からレム睡眠行動障害の診断となった。

B. 鑑別を要する疾患

a. ノンレム睡眠期の睡眠随伴症・睡眠時遊行症
小児期に多い覚醒不全状態。夢内容とは無関係である。

b. 夜間せん妄
身体疾患等に伴う意識障害であり，覚醒させることは困難。

c. 夜間精神運動発作（てんかん）
発作中もしくは発作後もうろう状態時に覚醒させることは困難。

※鑑別と確定診断には，終夜ポリソムノグラフィ検査を行うことが望ましい。

C. 治　療

　薬物療法の体系は確立されていないが，少なくとも以下の薬剤は有効な

ことが多い．しかし，これらの治療薬はすべて保険適応外なので注意が必要である．

a．リボトリール® (一般名：clonazepam)

ベンゾジアゼピン系の抗てんかん薬．0.5 mg錠を1錠から最大3錠まで漸増．高齢者においては，ふらつき，睡眠時無呼吸の悪化に注意．

b．ビ・シフロール® (一般名：pramipexole)

パーキンソン病治療薬のドパミンアゴニスト．0.125 mg錠を1～2錠から4錠まで漸増．眠気・吐気などの副作用に注意．

文 献

1) American Academy of Sleep Medicine. International classification of sleep disorders. 2nd ed. Diagnostic and coding manual. American Academy of Sleep Medicine, Westchester, 2005.
2) Iranzo A, Molinuevo JL, Tolosa E, et al.：Rapid-eye-movement sleep behaviour disorder as an early marker for a neurodegenerative disorder：a descriptive study. Lancet Neurol 5 (7)：572-577, 2006.

(中村　真樹，井上　雄一)

13. 若年者の睡眠中の異常行動

A. 症例（27歳　女性）

1）病　歴

　幼稚園の頃から小学校低学年にかけて，夜泣きしたり，寝ぼけて隣室の祖母の寝床へ入り込んでそのまま寝込んでしまったり，横で寝ている母親を叩いたりすることがあった．母親によると，この傾向は風邪をひいて発熱したときや激しい運動をした後などに多かったという．しかし，このような行動は10歳くらいで消失，以後問題なく過ごしていた．

　大学卒業後，保険会社へ就職，仕事は順調で周囲の評価も高く，頼りにされていた．入社4年目の4月より新人研修指導部門のリーダーとなり，業務量はほぼ倍増，深夜に帰宅することが多くなった．同年7月ごろより，夜間突然大声で叫ぶ（ヒイ！　と叫んで，汗びっしょりで息を荒げて起き上がり，隣で寝ている同棲相手の男性が触れたら，脈が非常に速くなっていたが，1分ほどしたら落ちついて再入眠したとのこと），急にベッドから起き上がって，相手の男性を殴る（かなり力任せで殴ったため，男性は唇を切ってしまったり，目の縁にクマができたこともあったという），財布から金を取り出してリビングの窓から捨てる，玄関から寝間着のまま外へ出て，マンションのエレベーターホールで寝ていたこともあったという．また，突然台所まで歩いていって，冷蔵庫からチョコレートやパンを取り出して食べることもあった．これらの異常な行動の最中に「どうしたの」と話しかけると，「あやちゃん（妹）が手を怪我して，絆創膏が……」「お風

呂の栓が壊れているから，新しいのを買わなくちゃ」など，意味不明な会話をする。このときは，明らかに開眼しているが焦点がどことなく定まらない感じであった。

　異常行動は，毎晩寝ついてから1時間以内に始まり，1〜10分くらい，多いときには一晩に3回くらい繰り返し起こることもあった。相手の男性からみると，徐々に頻度が増え，症状発現して1年経った時点ではほぼ毎日になった。多忙な時期ほど症状は顕著で，九州の実家へ帰省してリラックスしているときにはほとんど症状は起こらなかった。異常行動に対する記憶はないことが多いが，相手の男性を叩いている最中や食物を食べている最中に中途ではっきり目覚めることもあった。このときに夢をみていることはなかったという。夜間の異常行動に対する自己嫌悪に悩むと共に，朝疲れが取れず寝足りない，昼間眠くて集中力に欠けるため，睡眠障害専門医療機関を受診した。

2) 患者の状態

　神経学的所見を含め身体的には問題なく，精神的にもやや疲労感は感じられるものの病的異常はみられなかった。本症例の病歴から，① 幼児期に寝ぼけ行動が存在（軽症で自然治癒したものと判断された）し，② 成人期以降により顕著な夜間異常行動が発現（夢体験との関連は乏しいが，ストレスとの関連はありそう）していることが窺われた。睡眠中のてんかん発作（精神運動発作）の鑑別を含めて診断のために行った睡眠ポリグラフ検査においては，自宅でのような激しい異常行動はなかったが，図1に示すようにノンレム睡眠期に急に手を振りながら寝言をいうエピソード（入眠後53分）が約2分間生じていた。

3) 診断と治療経過

　一部に夜驚を思わせるエピソードを含むものの，全体的にはノンレム睡眠期の夢中遊行（暴力行為を伴う）が主体で，その一部として寝ぼけ食い（睡眠関連食行動障害）を生じているものと判断された。これらの症状は，

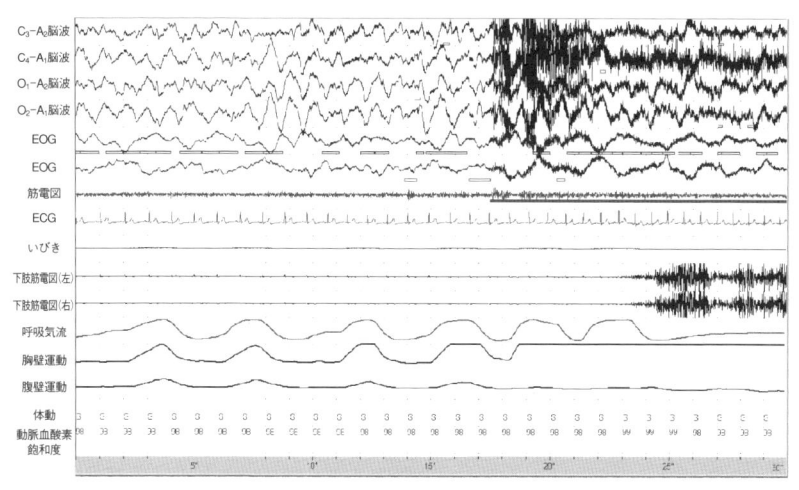

図1　症例の睡眠ポリグラフ所見

深睡眠から急に体動が生じている（筋電図の混入が多いが，浅睡眠状態にあると考えられる）

ストレス水準の影響を強く受けていると推測された。

治療として，クロナゼパム 0.5～1 mg（就寝前）を試みたが，まったく無効であった。クロミプラミン 25 mg（就寝前）に変更後，夜驚様症状は完全消失，暴力行為もほとんどなくなった。その後トピラマート 50 mg（就寝前）追加により，夜間の摂食行動も著明に減少した。本症例では，仕事のストレスが影響していると判断されたため，気分転換を促し，夜間リラックスできるような音楽を聴いたり，アロマを焚くような工夫を凝らした。これらにより，症状は月に1～2回寝ぼけて起き上がる程度（暴力的な行動はなし）に改善した。治療開始4ヵ月経過した現在も上記薬剤を服用中だが，経過は良好である。

まとめ

夜驚と夢中遊行は，いずれもノンレム睡眠期（多くは深睡眠）からの覚醒移行が障害されるために起こる寝ぼけで，睡眠障害国際診断分類では，覚醒障害に分類される[1]。どちらも小児期に好発するが，飲酒，ストレス，

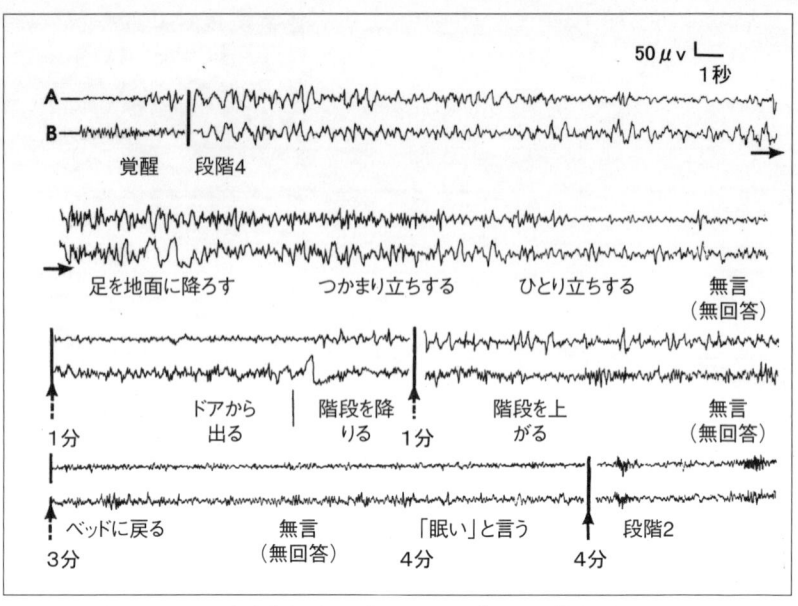

図2 夢中遊行時のポリソムノグラフィ検査所見
脳波上は覚醒状態はみられず,睡眠脳波が連続している

熱性疾患,鎮静性薬剤摂取が誘因となって成人期以降に生じることもある。前者は,比較的持続が短く,驚愕,交感神経機能亢進を示す発汗過多,頻脈を伴う。一方,後者は散漫でぎこちないものの歩行や(図2),日常生活動作がある程度行え,時に暴力的な行動を示すことがある[2]。症状は夜間前半に起こりやすく,夢体験と関連しないことが悪夢や他稿で紹介されているレム睡眠行動障害との鑑別点になる(表1)。また,身体硬直や姿勢異常,けいれん発作を伴わないことでも,てんかんとの鑑別となる[3]。

睡眠関連食行動障害は睡眠中無意識下で,炭水化物を主体とした摂食行動を示すものである[4]。覚醒障害にしばしば合併するし,発現も夜間前半のことが多い。日中の食行動障害(過食症や過度のダイエットなど)はみられることは少ないが,若年女性に多い特徴がある。

覚醒障害の治療としては,少量の三環系抗うつ薬や選択的セロトニン再取り込み阻害剤,ベンゾジアゼピン類(クロナゼパムなど)が用いられる。ただし,ベンゾジアゼピン類によって眠気が高まると睡眠—覚醒移行が阻

表1 錯乱性覚醒，睡眠時遊行症，夜驚症，悪夢，てんかんの複雑部分発作の鑑別診断の要点

	錯乱性覚醒	睡眠時遊行症	夜驚症	悪夢	複雑部分発作（てんかん）
年齢	小児	小児	小児	不定	不定
家族内発症	＋	＋	＋	－	まれ
一晩の中での発症時期	前半1/3	前半	前半1/3	後半	不定
一晩の頻度	1	1	1	1	1＜
持続時間（分）	0.5〜10	2〜30	0.5〜10	3〜20	5〜15
叫び声，恐怖	－	－	＋＋	まれ	＋
徘徊	－	＋＋	まれ	－	＋
ジストニア（姿勢異常）	－	－	－	－	＋

害され，かえって悪化することがあるので注意したい。また，睡眠関連食行動障害では，抗てんかん薬トピラマートが有効なことが多い。覚醒障害において何より優先するのは，症状発現の誘因を取り除くことで，特にストレス緩和対策は重要である。なお，覚醒障害の症状が生じている際に，患者を完全覚醒させることは困難で，むしろ不機嫌・攻撃的になり，受傷することがあるので，無理に刺激を加えるのは避けたほうがよい。

文　献

1) Disorders of Arousal, American Academy of Sleep Medicine：International Classification of Sleep Disorders, 2nd ed. Diagnostic & Coding Manual, Westchester, 2005, pp139-147.
2) Broughton RJ：Sleep disorders：disorders of arousal? Enuresis, somnambulism, and nightmares occur in confusional states of arousal, not in "dreaming sleep". Science **159**（819）：1070-1078, 1968.
3) 井上雄一，野村哲志：寝ぼけは病気か？　こころの科学 **119**：63-67, 2005.
4) Winkelman JW：Clinical and polysomnographic features of sleep-related eating disorder. J Clin Psychiatry **59**（1）：14-19, 1998.

（井上　雄一）

III
自らできる睡眠改善

1. 快眠のための食事

　規則正しい3度の食事をとることと適正な栄養状態を保つことが快眠につながる。概日リズムを同調させるのに光は最も強力な同調因子であるが、食事も同調因子として作用する[1]。概日リズムを安定化させるためには起床直後の活動が重要であり、とりわけ朝日を浴びることと朝食を食べることが大切である。しかし、わが国でも諸外国でも朝食を欠食する人が年々増加する傾向にあり、特に若年者にその傾向が強い。平成18年国民健康・栄養調査[2]によれば、20歳代の男性30.6%、女性22.5%が朝食を欠食していた。このような朝食の欠食は、近年急速に広がっている生活の夜型化にもその一因がある。夜型生活は睡眠不足を招き、その結果、朝目覚めが悪く、空腹感もわかないことになる。さらに生活の夜型化は、夕食の時刻にも影響をおよぼしている。上述の国民健康・栄養調査[2]によれば、成人男性で夕食の開始時刻が遅れる傾向にあり、午後9時以降に食べる人は20～40歳代で35%に達し、うち6～7%の人が午後11時以降に夕食を食べていた。このように朝食の欠食や夕食時刻の遅れなど、一日を通して食事をとる時刻が遅くなると概日リズムの位相がさらに後退し、夜型生活と睡眠不足を慢性化させてしまうことになる。快眠のためには必ず朝食を食べること、夕食は遅くならないようにすることが必要である。

　夕食から朝食までの時間が一日の中で一番長い絶食時間であり、朝食を食べないと絶食時間がさらに長くなり認知能力が低下する[3]。しかし、朝食をとることで脳と体の活動性が高まる。朝食でよく食べられているパン、ベーコンエッグ、シリアルなどの食品が朝食後の覚醒水準に及ぼす影響を調べた研究によれば、いずれの食品でも食べた直後から覚醒水準が急

上昇したが,とりわけ食物繊維を多く含むシリアルにその傾向が強く現れ,昼食時まで高覚醒が維持されていた[4]。朝食にはこのような覚醒効果があるばかりでなく,朝食を食べる人は欠食している人に比べて記憶能力や学業成績が高いこと,消費カロリーが高く肥満が少ないことが多くの研究で報告されている[5,6]。朝は食欲がないという人でも,少量でも毎日決まった時刻に食べるよう習慣化すれば,その1時間程度前から消化器系の活動が高まり,食欲がわくようになる。

一方,残業が終わって帰宅してから夕食をとり,その直後に就床する人も少なくない。しかし,就床直前に食事をすると,就床時に消化器系が活発に活動するため睡眠が妨害される。したがって,残業で帰宅時刻が遅くなりそうな場合は,職場で軽く食事をとるなど,早めの夕食を心がけたい。また,夜間はエネルギー消費が少ないため,夕食の食事量が多いと朝食や昼食で同じ食事量をとった場合よりも肥満につながりやすい[7]。肥満はメタボリックシンドロームなど各種疾病のリスクファクターとなっているが,睡眠時無呼吸症のリスクファクターでもある[8]。これらのことから,夕食の食事量は多すぎないようにすること,消化がよいものを選ぶこと,就床前の2時間前頃までに食べておくことが大切である。肉類など消化に時間がかかるものを食べる場合は,就床の3〜4時間前までに食べるようにしたほうがよい。ただし空腹でも睡眠を妨害するため,空腹で眠れない場合は,消化がよい低カロリー食品を少量だけとるとよい。

ところで睡眠不足になると,グルコース代謝が変化してインスリン抵抗性が上昇する。食欲が増加して摂取カロリーが上昇するが,エネルギー消費量が低下する。これらの結果,睡眠不足が肥満やメタボリックシンドロームのリスクを高めることになる[10]。睡眠時間が5時間の人と8時間の人を比べた結果では,睡眠時間が短かった人は,食欲亢進ホルモンであるグレリンが14.9%多く,食欲抑制ホルモンであるレプチンが15.5%少なかった[11]。また,睡眠時間が短い人は,1日当たり350〜500 kcalを余分に摂取していると推定されている[12]。十分な睡眠をとることが食欲を抑え,食習慣の改善にもつながり,ひいては睡眠の改善にもつながることになる。

また,後述する「快眠のために心がけたい生活習慣」に書かれているように,快眠のためには夕食時のカフェイン飲料の摂取は控え,アルコール

の飲み過ぎにも注意したい。「21世紀における国民健康づくり運動」(健康日本21)では,節度ある適度な飲酒は,1日平均純アルコールで約20g程度(ビール500 m*l*,日本酒1合程度)であると訴えている。

文　献

1) Bogdan A, Bouchareb B, Touitou Y：Ramadan fasting alters endocrine and neuroendocrine circadian patterns. Meal—time as a synchronizer in humans? Life Sci **68**：1607-1615, 2001.
2) 厚生労働省：平成18年国民健康・栄養調査. 2004.
3) Pollitt E, Lewis NL, Garza C, et al.：Fasting and cognitive function. J Psychiat Res **17**：169-174, 1983.
4) Holt SHA, Delargy HJ, Lawton CL, et al.：The effects of high-carbohydrate vs high-fat breakfasts on feeling of fullness and alertness, and subsequent food intake. Int J Food Sci Nutr **50**：13-28, 1999.
5) Kanarek R：Psychological effects of snacks and altered meal frequency. Brit J Nutr **77**：S105-120, 1997.
6) Rampersaud GC, Pereira MA, Girard BL, et al.：Breakfast habits, nutrition status, body weight, and academic performance in children and adolescents. J AM Diet Assoc **105**：743-760, 2005.
7) Romon M, Edme JL, Boulenguez C, et al.：Circadian variation of diet-indued thermogenesis. Am J Clin Nutr **57**：476-480, 1993.
8) Vgontzas AN, Bixler EO, Chrousos GP：Sleep apnea is a manifestation of the metabolic syndrome. Sleep Med Rev **9**：211-224, 2005.
9) Lowden A, Holmbäck U, Åkerstedt T, et al.：Performance and sleepiness during a 24 h wake in constant conditions are affected by diet. Biol Psychol **65**：251-263, 2004.
10) Knutson KL, Spiegel K, Penev P, et al.：The metabolic consequences of sleep deprivation. Sleep Med Rev **11**：163-178, 2007.
11) Taheri S, Lin L, Austin D, et al.：Short sleep duration is associated with reduced leptin, elevated ghrelin, and increased body mass index. PLOS MED **1**：210-217, 2004.
12) Spiegel K, Knutson K, Leproult R, et al.：Sleep loss：a novel risk factor for insulin resistance and type 2 diabetes. J Appl Physiol **99**：2008-2019, 2005.

（林　　光緒）

2. 快眠のために，誰でもできる減量プログラム

 欧米人に比べ，日本人は肥満の程度が軽くても睡眠時無呼吸症候群（SAS）になりやすいことが知られている。また，SAS 患者が減量すると睡眠呼吸障害が改善する。ところが，肥満者に対して，「体重を減らしなさい」と指導すると，「食べていないのに太る」「運動する時間がない」「食事制限をすると力が出ない」「酒を止めるとストレスがたまる」などと答える[1]。これを心理学では，「抵抗（resistance）」と呼んでいる[2]。そこで本稿では，「快眠のために，誰でもできる減量プログラム」と題して，この抵抗を減らし楽しくやる気にさせる減量指導のコツについて概説したい。

A．体重増加を体感させる

 まずは，SAS 患者に 20 歳頃から比べると，どのくらい体重が増えたかを尋ねてみよう。患者に 20 歳から増えているのは何かをイメージしてもらい，それが体脂肪であることを認識してもらう。そして実際に，体脂肪モデルをみせ，持ってもらうことで体重増加を体感してもらうことができる。睡眠呼吸障害だけでなく，腰や膝にかかる負担を実感してもらうことで「やせなければならない」という思いは強まる。肥満は前頭前野腹内側部の機能低下に影響するとされる。肥満者には言語的説得よりも体験学習や視覚的教材を用いた指導が有効である。

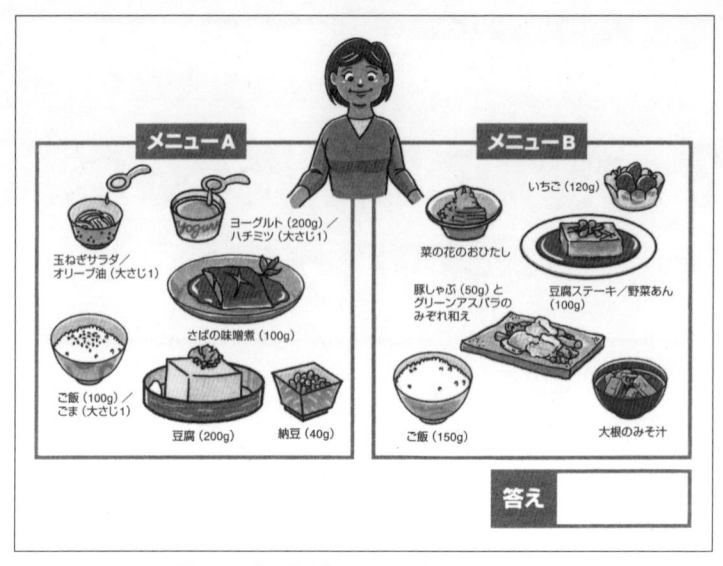

図1 どちらがヘルシーなメニュー？
(坂根直樹, 小路浩子：腹出満雄の糖尿病を防ぐ生活改善3ヶ月（第1版）．
中央労働災害防止協会, 東京, pp1-223, 2008.)

B. 一番簡単な食事療法は何か？

「食事に気をつけているのにやせない」と抵抗する患者には，「どちらがヘルシーなメニュー？」（**図1**）を用いて勘違いを修正しよう[3]。巷の健康情報に振り回されている患者はついメニューAを選んでしまう。自分では食事に気をつけているつもりなのだが，実はそれが落とし穴である。メニューBは500 kcalなのに対し，メニューAは倍の1,000 kcalなのである。巷の健康情報を信じて，高カロリーな食材をせっせと食べている者が肥満する。肥満者が健康にいいと勘違いして食べているものに，① 乳製品（牛乳，ヨーグルト，チーズ），② 油脂類（ピーナッツ，ごま，アボカド），③ 青背の魚（いわし，さば，さんま），④ 糖類（黒砂糖，ハチミツ，みりん），⑤ 栄養ドリンク剤，⑥ 豆類（豆腐，きなこ，豆乳），⑦ 果物類（スイカ，ブルーベリー）などがある。寝たきりになりたくないから，骨粗鬆症予防のためにカルシウムを摂らなければと思い，牛乳1本だけでは心配だから

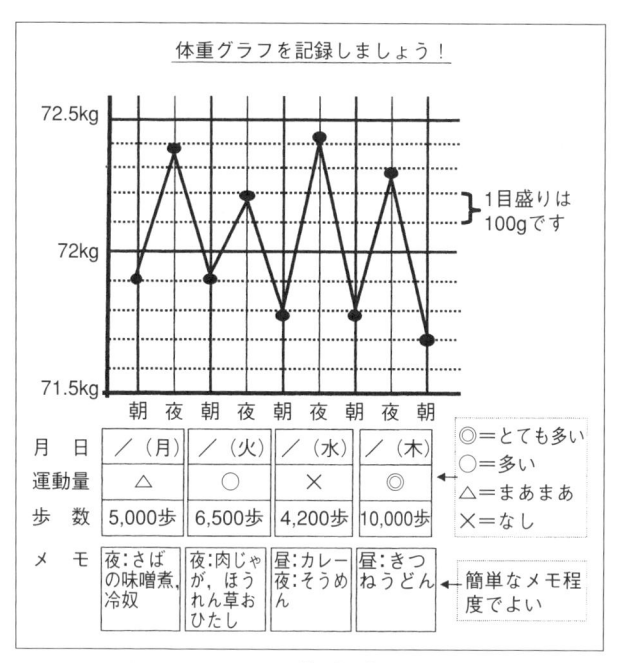

図2 体重記録

と昼にはヨーグルト（それも，ハチミツやきなこを入れて），夜はワインにチーズと乳製品を摂りすぎている患者は多い。一番簡単な食事療法は健康にいいと勘違いして食べ過ぎているものをやめることなのかもしれない。

C．体重記録

　体重計にのらなくなると体重は増加し，体重計にのりだすと体重が低下するという心理を利用する。減量に対する心の準備が整ったと感じたら，1日2回（起床時，夕食後）の体重測定を勧める（**図2**）。体重計は100g単位のデジタル体重計がよい。体重を測定することで，カレーライスなど太りやすい食べ物や，野菜や海草などやせやすい食べ物を発見する道具となることを説明する[4,5]。体重記録をつけてもらったら，医療従事者が評価するのではなく体重記録をつけてみた感想をまず尋ねてみよう。一日のなかでの体重変化や食事や運動との関連，そしてその人にあった減量法を発見す

No.	項目	回答	
1	日光を十分に浴びて，体操をする	はい	いいえ
2	目が覚めるような朝食をとる	はい	いいえ
3	体重を1日2回(朝，夕)測定している	はい	いいえ
4	炭水化物の重ね食いをしない	はい	いいえ
5	眠気覚ましに砂糖入りの缶コーヒーを飲まない	はい	いいえ
6	夕食は腹八分目にしている	はい	いいえ
7	アルコールは日本酒換算で1合以下にしている	はい	いいえ
8	ゆっくり入浴し，入浴後に十分な水分をとっている	はい	いいえ
9	寝る3〜4時間前から，カフェインの多い飲み物を控える	はい	いいえ
10	ぐっすりと眠れる環境にしている	はい	いいえ

Q：はいの数は？
A：（　　　）個

図3　ダイエットは睡眠から

5時間未満の短時間睡眠は肥満を助長することが最近の研究により明らかになっている。睡眠時間が短くなると，レプチンという食欲を抑えるホルモンが低下し，グレリンという食欲を促進するホルモンが増加し，太りやすい環境になる。ダイエットは十分な睡眠をとることから始めるのがよい。

る手がかりとなる。体重を記録してきた患者には「頑張りましたね」などコメントを体重記録表につけて返すことで減量行動への行動強化となる。

D. ダイエットは睡眠から

　睡眠時間が短くなると，レプチンという食欲抑制物質が低下し，グレリンという食欲促進物質が増加し，太りやすいホルモン環境となる。同じ肥満者でも夕食の量が多い，夕食の時間が遅い者ほど内臓脂肪が蓄積しやすい。また，アルコールや嗜好飲料をよく飲むほど内臓脂肪は蓄積し，緑茶やウーロン茶をよく飲む者は内臓脂肪の蓄積が少ない。これらの項目をチェックし，ダイエットは睡眠から始めてもらうとよい（図3）。

まとめ

 個別指導に限界を感じた場合には集団指導を併用すると減量効果があがる[6]。体重増加を伴うSAS患者の減量指導に是非皆さんもチャレンジしてほしい。

早めに寝ることで,減量に成功した中年女性

 数年前から膝の痛みを訴える中年女性が整形外科外来を受診した。すぐに膝の手術は必要ないとのことで,減量目的で肥満外来を紹介された。問診によると,20歳から体重は25 kg増加していた。最大体重は今で,体重増加の原因は夕食後の間食とつい食べてしまう食習慣であった。体重増加が膝にかかる負担について体脂肪モデル(3 kg)を用いて説明した。「ダイエットは睡眠から」を用いて食事指導を行った。1日2回(起床時と夕食後)の体重測定の習慣化により,79 kgあった体重は,1年後には66 kgへと体重は低下した。「減量に成功した理由は何ですか?」と患者に尋ねると,「特に何もしていません…しいてあげれば早く寝るようになりました」との返答であった。本症例では,早く寝る習慣がつくことで,良質な睡眠が得られ,太りやすいホルモン環境が改善されたことと,夕食後の間食が減ったことが減量に成功した要因と考えられた。

文 献

1) 坂根直樹:SAS患者への減量指導. Progress in Medicine **26**:2675-2678, 2006.
2) 坂根直樹:医療者としての必要な行動科学の知識. 医療面接技法とコミュニケーションのとり方. 福島統 編, メジカルビュー社, 東京, 2003, pp34-59.
3) 坂根直樹, 小路浩子:腹出満雄の糖尿病を防ぐ生活改善3ヶ月(第1版). 中央労働災害防止協会, 東京, 2008, pp1-223.

4) 坂根直樹：3日坊主のあなたもできるゆっくり確実ダイエット．診断と治療社，東京，2005, pp1-118.
5) 坂根直樹：もしも100人の肥満村があったら―あなたもできる減量作戦．診断と治療社，東京，2003, pp1-118.
6) 松岡幸代，坂根直樹，佐野喜子，他：楽しくてためになる減量プログラムの効果―ランダム化比較試験，肥満研究 **12**（2）：166-168, 2006.

（坂根　直樹）

3. 快眠のための運動

　運動習慣をもつことは，睡眠に良好に作用することが広く認められており，運動習慣を持つ人は運動習慣をもたない人よりも徐波睡眠（睡眠段階3，4：深睡眠）が多いこと，ふだん運動しない人に運動を習慣づけると入眠潜時の短縮や徐波睡眠が増加し，総睡眠時間も延長することが報告されている[1]。しかし，一過性に運動を行った場合は，その効果は緩やかであることが報告されている。複数の実験研究をメタ分析した結果によれば，運動しなかった場合と比較すると，徐波睡眠が4分，総睡眠時間が10分延長し，レム睡眠が7分減少しただけであった[2]。入眠潜時と中途覚醒は運動しなかった場合と変わらなかった。

　運動が睡眠に及ぼす効果については，年齢や性別，運動習慣などの個人特性ばかりでなく運動内容（種類，強度，時間，時刻）によって異なるため，運動が睡眠に促進的に作用する場合もあれば，妨害的に作用する場合もあり，実験結果が一貫しないことも多い[3]。たとえば運動によって爽快感を得たり，精神的ストレスが解消できる場合もあるが，試合の勝敗などに起因する心理的興奮は交感神経系活動を高めるため睡眠を妨害する。筋力トレーニングなどによる筋損傷は，筋肉痛を招き，睡眠を妨害する。さらに運動は体温と覚醒水準を上昇させるため，就床直前に運動すると過剰な体温上昇と覚醒水準の上昇によって睡眠がさらに妨害されることになる。睡眠衛生の観点からは，運動は就床5～6時間前に行い，就床前の3時間以降は行わないよう推奨されている[4]。

　一方，最高体温の時点に相当する就床の3時間前（20：00～21：00）に軽い運動を行うと入眠が促進され，睡眠初期に徐波睡眠が集中して出現す

表1 快眠を意図した運動[10]

時刻	午後〜夕方。 起床後〜午前中の激しい運動は避ける。
種類と強度	中強度（ほどほど）の有酸素性運動。 関節痛の心配な人は水中運動も有効。 高齢者では，ストレッチや体操でも有効。高強度の抵抗運動（筋力トレーニング）では，睡眠が障害される可能性が高い。
時間	20〜60分程度
頻度	週3〜5回程度

（水野　康：運動と睡眠．基礎講座睡眠改善学．ゆまに書房，東京，2008, pp 73-78.）

ることが報告されている[5]。この時間帯に1時間の軽運動を行うと，寝つきや熟睡感が高まったばかりでなく，翌日の日中の眠気も著しく低減した[6]。この結果は，朝（07：40〜08：40）や夕方（16：30〜17：30）に運動した翌日は，午後に強い眠気が生じたこととは対照的である。このように夜間における軽運動が睡眠改善効果を示す要因として，運動に伴う身体加熱効果をあげることができる[7]。運動によって体温が最高値付近で一過性に0.5〜1.0℃上昇すると，概日リズムによる体温低下と相まって，体温はその後，急激に低下する。このときに入眠すると質の高い夜間睡眠が得られ，翌日の覚醒の質も高まる[8]。ただし，体温上昇が1℃を超えるような過剰な身体加熱は，かえって睡眠を妨害し，徐波睡眠が減少する[8]。このように就床直前の運動や夜間の激しい運動は睡眠を妨害するため控えたほうがよい。一般には，へとへとになるまで運動すると熟睡できると考えられがちであるが，疲労困憊するような高強度で長時間の運動をすると，かえって睡眠が妨害され，中途覚醒が増加する[9]。

　水野[10]は快眠を意図した運動として，**表1**に挙げたように，睡眠を障害する要因の少ない中強度の有酸素運動を生活習慣のなかにとりいれるよう提案している。具体的には，ジョギング，ウォーキング，水泳などをその人の最大心拍数の70％前後の強度で20〜60分程度実施する。特に水泳や水中運動は，関節痛，筋肉痛が生じにくい方法として適していること，高齢者では運動強度の低いストレッチや体操でも効果的であると述べている。

文 献

1) Kubitz KA, Landers DM, Petruzzello SJ, et al.：The effects of acute and chronic exercise on sleep-A meta-analytic review. Sports Med **21**：277-291, 1996.
2) Youngstedt SD, O'Connor PJ, Dishman RK：The effects of acute exercise on sleep：A quantitative synthesis. Sleep **20**：203-214, 1997.
3) 小川徳雄：温浴と運動. 睡眠環境学. 朝倉書店, 東京, 1999, pp 203-210.
4) Morin CM, Hauri PJ, Espie CA, et al.：Nonpharmacologic treatment of chronic insomnia. Sleep **22**：1134-1156, 1999.
5) 小林敏孝：眠りの質を高めるには. 睡眠環境学. 朝倉書店, 東京, 1999, pp 39-55.
6) Yoshida H, Ishikawa T, Shiraishi F, et al.：Effects of the timing of exercise on the night sleep. Psychiat Clin Neurosci **52**：139-140, 1998.
7) Horne JA, Moore VJ：Sleep EEG effects of exercise with and without additional body cooling. Electroenceph Clin Neurophysiol **60**：33-38, 1985.
8) 小林敏孝：夜間スポーツによる普及型快眠技術の確立. 快眠の科学. 朝倉書店, 東京, 2002, pp 62-69.
9) Driver HS, Taylor SR：Exercise and sleep. Sleep Med Rev **4**：387-402, 2000.
10) 水野　康：運動と睡眠. 基礎講座睡眠改善学. ゆまに書房, 東京, 2008, pp 73-78.

〔林　光緒〕

4. 睡眠環境

A. 温湿度

　夏の高温多湿な環境や冬の寒冷な環境は睡眠を妨害する。いずれも入眠が遅れ，中途覚醒が増加し，睡眠段階の変化が著しくなり，徐波睡眠（睡眠段階3，4：最も深い睡眠）が減少する[1]。夏季の高温多湿な寝室環境を想定し，裸体で室温35℃，湿度75％の環境下で眠ると，全夜にわたって中途覚醒が増大し，徐波睡眠が減少する[2]。しかし，同じ35℃でも湿度を75％から50％へと下げるだけで睡眠中に体温が約0.4℃下降し，睡眠内容が改善される[2]。このように夏季の寝室環境は，室温対策だけでなく湿度対策も重要である。環境省は夏季のオフィス空調の設定温度を28℃にするよう提唱しているが，寝衣や寝具を用いた場合では，それよりも2℃低い室温26℃，湿度50〜60％が望ましい[3]。

　寝室でクーラーを使用する場合は，就床時の2〜3時間前から行ったほうがよい。クーラーを使用すると寝室の空気はすぐ冷されるが，寝室内の壁や家具も冷しておかないとクーラーが止まったとたん，建物や家具にこもった輻射熱によって寝室内の空気が再び暖められ，すぐに高温環境に戻るからである。タイマー設定する場合は，睡眠前半にもクーラーを使用するとよい。睡眠前半は徐波睡眠が集中して出現するため，睡眠前半にクーラーを使用しておけば，十分な徐波睡眠が得られるからである。逆に，睡眠前半はクーラーを入れず，暑くて眠れないからと睡眠後半にクーラーを使用すると，睡眠前半に出た大量の汗が速やかに蒸発するため体温が著しく低下し，一晩中クーラーを使用した場合よりも体温が低くなる[4]。通常

の環境下では起床前の2～3時間前に体温が最低となり，次第に体温が上昇するにつれて起床を迎える。体を冷して体温が低いままに目覚めると，覚醒水準が低いばかりか，疲労感や体のだるさが残る。また，クーラー以外の高温環境対策として，冷却枕や送風でも，体温低下が促進され，入眠潜時の短縮や中途覚醒の減少が認められている[3]。

　一方，寝具を用いた場合，最も睡眠感が良好な室温は16～19℃であることが報告されており[3]，冬季でも室温16℃以上，湿度50～60％に保つことが望ましい。寝床内気象が10℃より下がると睡眠が妨害される。寒くて眠れないという人は，就床直前にぬるめのお湯にさっとつかるか，手足を軽く暖めるとよい。昔から寝つきをよくする方法として「頭寒足熱」という言葉が用いられてきたが，これは頭を直接冷やすことによって脳温（深部体温）を低下させると同時に，手足を温めて皮膚からの放熱を盛んにするという理に適った方法である。ただし体が温まりすぎると体温が上昇し目が覚めるため，熱めのお湯や長時間の入浴は避けるべきである。また，電気毛布の使用にも注意が必要である。一晩中，電源を入れたままの状態にしておくと寝床内の温度が高まり高温環境と同様の環境となるため，睡眠が妨害される。したがって電気毛布は寝るまでに電源を入れ，就床時には消すようにしたほうがよい。

B．光と睡眠

　夜間の室内光はおよそ200ルクス程度であるが，夜間は光に対する感受性が高まるため，100ルクス程度の光でも覚醒度が上昇する[5]。このため，就床前には室内が明るくなりすぎないよう注意する必要がある。就床後にトイレに行く場合には，廊下に10ルクス程度の足元灯をつけておくだけで視認性が確保でき，光による覚醒の上昇も抑えることができる。ただし，同じ照度であっても色温度によって覚醒効果は異なる。青い寒色系の高色温度の光は覚醒効果をもち，就床直前に浴びた場合でも覚醒水準が上昇し，就床後も中途覚醒が増加することが報告されている[6]。就床前の照明には，色温度3000K程度の暖色系の電球色蛍光灯か，調光可能な白熱灯を用いることが望ましい。これに対して起床時には，6500K程度の昼光色

蛍光灯を用いれば起床後の覚醒効果を期待することができる。一方、就床中に光をつけたままの状態にしておくと、30ルクス以上で睡眠深度が顕著に低下し、徐波睡眠やレム睡眠が減少する[7]。ただし、0ルクスの暗闇にすると不安が引き起こされかえって睡眠が妨害される場合がある。このような場合には、寝室内に豆球程度の照明を点けておくとよい。

C. 騒音と睡眠

騒音のなかで最も多い愁訴は、交通騒音と隣人による生活騒音である。騒音が睡眠に及ぼす影響については、騒音の種類（連続音、間欠音、衝撃音など）や大きさ、周波数、持続時間など騒音の物理的特性と、年齢や性別、性格特性などの個人特性によって異なるが、一般に40 dBを超えると不眠感が強くなり中途覚醒などの愁訴が増える[8]。最大騒音が45 dB以上になると入眠潜時が数分〜20分間延長し、45〜55 dBでは中途覚醒が増加する[9]。55〜75 dBの環境下では、軽度の睡眠障害が起こり、中途覚醒が増え、熟眠感や起床時の爽快感が低下する。さらに80 dB以上では、入眠困難、熟眠困難、早朝覚醒など高度の不眠症状が発生する[10]。主要幹線道路の沿道に住む中高年の女性を対象とした研究によれば、室内騒音が30 dB以下であれば睡眠には影響しないが、夜間の交通量が多いほど不眠症の有症率が増加し、特に中途覚醒の愁訴が多かった[11]。**表1**に1mの距離で測定した主な生活騒音（連続音）の大きさを示した[12]。睡眠を妨げることがないよう屋外における夜間騒音の環境基準は、病院や郊外住宅地で35〜40 dB、都市住宅地で35〜45 dBとなっており[13]、世界保健機関（WHO）は、

表1 住宅内の生活騒音（dB(A)）[12]

74	電気掃除機
65	全自動洗濯機
64	目ざまし時計のベル
60	カーテン開閉音
54	ステンレス流しに水を流す
45	パソコン
35	クーラー吹き出し音
33	冷蔵庫

1mの距離から測定した。
（山田由紀子：住宅内における騒音の種類と大きさ．騒音制御 14：67-71, 1990.）

寝室における騒音基準について，最大騒音 45 dB 以下，平均騒音 30 dB 以下となるよう推奨している[14]。

文　献

1) 梁瀬度子：温熱環境．睡眠環境学．鳥居鎮夫 編，朝倉書店，東京，1999，pp 152-157.
2) Okamoto-Mizuno K, Mizuno K, Michie S, et al.：Effects of humid heat exposure on human sleep stages and body temperature. Sleep **22**：767-773, 1999.
3) 水野一枝：睡眠環境．基礎講座睡眠改善学．堀　忠雄，白川修一郎 監，ゆまに書房，東京，2008，pp 57-67.
4) Okamoto-Mizuno K, Tsuzuki K, Mizuno K, et al.：Effects of partial humid heat exposure during different segments of sleep on human sleep stages and body temperature. Physiol Behav **83**：759-765, 2005.
5) Cajochen C, Zeitzer JM, Czeisler CA, et al.：Dose-response relationship for light intensity and ocular and electroencephalographic correlates of human alertness. Behav Brain Res **115**：75-83, 2000.
6) Koyama E：Non-visual physiological effects of the light source spectrum on the nocturnal sleep. Proceedings of the third International Conference on Human-Environment System, ICHES'05 in Tokyo, Japan, 12-15, 2005.
7) 岡田モリエ，高山喜三子，梁瀬度子：寝室の照明が睡眠経過におよぼす影響．家政学研究 **28**：58-64, 1981.
8) 堀　忠雄：環境ストレスと不眠．不眠．同朋舎，京都，1988，pp 247-272.
9) Muzet A：Environmental noise, sleep and health. Sleep Med Rev **11**：135-142, 2007.
10) 中川泰彬：騒音．睡眠学ハンドブック，日本睡眠学会 編，朝倉書店，東京，1994，pp 145-148.
11) 兜　真徳：音によるリラクゼーションと睡眠障害．睡眠環境学，鳥居鎮夫 編，朝倉書店，東京，1999，pp 146-152.
12) 山田由紀子：住宅内における騒音の種類と大きさ．騒音制御 **14**：67-71, 1990.
13) 日科技連官能検査委員会：官能検査ハンドブック，1973.
14) Noise and Health, WHO, Local authorities：Health and Environment, No. 36, 2000.

（林　光緒）

5. 快眠のために心がけたい生活習慣

　よく眠れないという人の中には，就床直前に熱いお風呂に入ったり，寝タバコやお茶を飲んだりするなど睡眠にとって不適切な生活習慣をとっている場合も少なくない．快眠のためには，以下の事柄に注意したい．

A．規則正しい就床・起床時刻

　睡眠は，起きている時間が長くなるほど眠くなるという恒常性（ホメオスタシス）の影響だけでなく，夜になると眠くなり，朝になると目が覚めるという概日リズムの影響を受けている．光や温度などの環境が一定に保たれ，時刻がまったくわからない環境下で生活を続けると，概日リズムは24時間よりも長くなる．室内光程度の照明下であれば約25時間周期が現われ，就床・起床時刻は1日に約1時間ずつずれていく[1]．平日では始業時刻などの社会スケジュールによって24時間周期を保つことが容易であるが，休日は24時間周期を維持する必要がなくなるため，25時間周期が出現しやすく，宵っ張りの朝寝坊になりやすい．これが生体リズムを乱す原因となり，夜間入眠困難の原因となる．特に日曜日や休日の最終日の夜は，ふだん通りの時刻に眠ろうとしても眠れなくなる．これを解消するには，平日，休日を問わず，なるべく同じ時刻に就床・起床するようにする．平日の睡眠不足を休日に解消しようとするのではなく，平日に睡眠不足にならないよう毎日の睡眠を確保することが大切である．

B. 昼　寝

　昼寝をすると夜眠れなくなるという経験は多くの人がもっている。30分以上の昼寝をすると睡眠中に徐波睡眠（睡眠段階3, 4）が出現するが, 徐波睡眠は恒常性の特徴をもっており, 昼寝の最中に出現した分だけ夜間睡眠中の出現量が減少する。このため不眠症患者には昼寝をしないよう指導が行われてきたが, 最近の研究によれば若年者では10～15分程度, 高齢者では30分程度の短い仮眠であれば夜間睡眠に影響することなく, 日中の眠気を解消できることが明らかとなっている[2]。ただし, 午後5時以降に仮眠をとると深夜まで高覚醒となり夜間睡眠に悪影響を及ぼす可能性があるため, 仮眠をとるなら午後3時までとしたい。

C. 入　浴

　体温は24時間周期の概日リズムを示し, 午前4～5時頃に最低, 午後7～8時頃に最高となる。体温の概日リズムは覚醒度の変化と対応しており, 最高体温付近では覚醒度が高く, 眠ろうとしてもほとんど眠れない[3]。ふだんより2～3時間早く眠ろうとしても眠れないのは, まだ体温が高いためである。最高体温から体温が低下し始めて数時間経過すると, ふだん我々が就床している時刻になる。さらに入眠期には副交感神経系活動が亢進するため, 手足など末梢の皮膚血管が拡張し, 皮膚からの放熱が盛んになる。その結果, 一時的に手足の皮膚温が上昇する。乳幼児は眠くなると手足が暖かくなるが, これは皮膚からの放熱を盛んにし, 深部体温を低下させる有効な方略である。このように就床時に体温を低下させるのが快眠を得るコツである。就床直前に入浴する人がいるが, 体温が上昇すると睡眠が妨害されるため, 就床直前の長風呂や熱い温水浴は禁物である。入浴は就床の1～2時間前に済ませておけば, その後, 全身からの放熱によって体温が速やかに低下し, 入眠が促進される。ただし, 冬季など就床時に寒くて眠れないという場合は, 皮膚表面が暖まるぐらいのぬるま湯にさっと浸かるか, 手足をお湯で温めるようにするとよい。

D. カフェイン

　就床時に茶を飲むと落ち着くという人がいる。茶には鎮静効果のあるテアニンが含まれているが、茶に含まれるカフェインは睡眠を妨害するため、就寝前の摂取は禁物である。カフェインは、コーヒー1杯に60〜80 mg、紅茶に40 mg程度、緑茶に30〜50 mg含まれているが、コーラなどのソフトドリンクにも350 ml缶で40〜50 mgと、コーヒーや紅茶1杯あたりに相当する量が添加されている。カフェインはノンレム睡眠の発現中枢である腹外側視索前野の活動を抑制する。さらに強心作用と血管拡張作用によって臓器の循環血液量を増加させ、利尿作用を生じさせる。このように夜間にカフェインを摂取すると入眠困難と夜間頻尿が生じる。健康成人におけるカフェインの半減期は2.5〜4.5時間であるため[4]、就床前4時間はカフェイン飲料の摂取は控えたほうがよい、特に高齢者ではカフェイン代謝が著しく遅れるため夕方6時以降の摂取は控えるべきである。また、コーラやアイスコーヒーなどカフェイン飲料を冷した場合は、冷刺激により小腸粘膜の毛細血管の収縮や胃運動の低下が起こり、カフェイン吸収は遅くなる。冷飲料を摂取する機会が多い夏季では、カフェインの効果が長く持続することに留意する。

E. ニコチン

　ニコチンは骨格筋や自律神経系、中枢神経系に広く分布するニコチン性アセチルコリン受容体に作用し、中枢神経系における皮質覚醒をもたらすほか、抹消では血管を収縮させるため血圧上昇と心拍数増加が起こる。ニコチンは、ドパミン作動性ニューロンにも結合するため、快感情や気分の向上ももたらす。このため、寝る前に喫煙すると気分が落ち着き、リラックスできるという人も多い。しかし、体内におけるニコチンの半減期は約2時間であるため[5]、就床の2時間前に摂取した場合でも入眠潜時の延長や中途覚醒の増加をもたらし、睡眠を悪化させる。

F．アルコール

　日本人の成人24686人を対象として行われた調査[6]によれば，男性の48.3％，女性の18.3％が1週間に1回以上，寝酒を行っていた。適量のアルコールは一般に入眠を早め，徐波睡眠を増加させる。しかし，代謝と排泄が素早く行われるため，アルコールの血中濃度が低下する睡眠後半は，睡眠が浅くなり中途覚醒が増えるとともにレム睡眠が増加する。夢や悪夢が増え，交感神経系活動が亢進し頻脈や発汗が生じる[7]。このようにアルコールは睡眠の前半には入眠を促進するが，睡眠後半では睡眠内容を悪化させる。上記の調査でも，このような寝酒は睡眠維持困難と関連しており，快眠を得ようとして行った寝酒が現実には睡眠を妨害していることを示している。アルコールは睡眠薬代わりにはならないことに留意すべきである。

文　献

1) Wever RA：The Circadian System of Man. Springer-Verlag, Berlin, 1979.
2) 林　光緒：短時間仮眠法．眠気の科学．朝倉書店，東京，印刷中，2009.
3) Dijk DJ, Edgar DM：Circadian and homeostatic control of wakefulness and sleep. In FW Turek & PC Zee (Eds.) Regulation of sleep and circadian rhythms. Marcel Dekker. New York, 1999, pp 111-147.
4) Arnaud MJ：Pharmacokinetics and metabolism of caffeine. In J Snel & MM Lorist (Eds), Nicotine, caffeine, and social drinking. Harwood Academic, Amsterdam, 1998, pp 153-165.
5) Le Houezec J：Pharmacokinetics and pharmacodynamics of nicotine. In Snel J & Lorist MM (Eds.) Nicotine, caffeine, and social drinking. Harwood Academic, Amsterdam, 1998, pp 3-19.
6) Kaneita Y, Uchiyama M, Takemura S, et al.：Use of alcohol and hypnotic medication as aids to sleep among the Japanese general population. Sleep Med **8**, 723-732, 2007.
7) Gillin JC, Drummond SPA, Clark CP, et al.：Medication and substance abuse. In MH Kryger, T Roth & WC Dement (Eds.) Principles and practice of sleep medicine, 4th ed. Elsevier, Philadelphia, 2005, pp 1345-1358.

　　　　　　　　　　　　　　　　　　　　　　　　　　　（林　　光緒）

6. 睡眠12か条

　平成11〜13年の厚生労働省の精神・神経疾患研究委託費による「睡眠障害の診断・治療ガイドライン作成とその実証的研究班」は，睡眠障害対処12の指針を発表した．その内容は「睡眠障害の対応と治療ガイドライン」[1]に詳細に述べられているが，ここではその12項目を簡単に紹介する．

1．睡眠時間は人それぞれ，日中の眠気で困らなければ十分

　睡眠の長さには個人差があり，もともと睡眠の長い人や短い人がおり，季節によっても睡眠時間は変化する．また，歳をとると必要な睡眠時間は短くなるため，8時間にはこだわらないようにする．アメリカ在住の110万人を対象とした調査[2]では，約7時間（6.5〜7.4時間）の睡眠をとっていた人が最も死亡率が低いことが報告されている．個人差はあるが，6〜7時間前後の睡眠が睡眠充足の目安である．また，実質眠っている時間は加齢とともにだんだんと短くなり，70歳を超えると6時間前後になる．

2．刺激物を避け，眠る前には自分なりのリラックス法

　体内におけるカフェインの半減期は2.5〜4.5時間であるため，就床前4時間はカフェインを控える必要がある．また，喫煙には心理的なリラックス作用があるが，ニコチンの半減期は約2時間であり，その間，交感神経

系活動が亢進し入眠が妨害されるため，就床1時間前〜直前の喫煙は避ける．また，軽い読書や，音楽，ぬるめの入浴，香り，筋弛緩トレーニングなど種々のリラクセーションは，交感神経系活動を抑制し，交感神経系の活動を高めるため入眠を促進する．

3．眠たくなってから床につく，就床時刻にこだわりすぎない

体温には24時間のリズムがあり，18〜20時が1日の中で体温が最も高く，午前3〜5時頃が最も低くなる．長く眠ろうとして早く床についても，体温が高くてほとんど眠れない．さらに眠ろうと意気込むほど，かえって覚醒してしまい，寝つきを悪くする．したがって，眠くなるまでは床につかないようにして，布団に入っている時間を短くしたほうが，睡眠の効率が高まり，熟眠感も高まる．

4．同じ時刻に毎日起床

一般に「早寝早起き」が体によいと考えられているが，早起きして日光を浴びることの方が生体リズムを整え，夜間の速やかな入眠をもたらす効果があることがわかってきた．また，日曜日の朝遅くまで寝ていると生体リズムにズレが生じるため，軽い時差症状が生じ，月曜の朝がだるくなる．これが「ブルーマンデー」である．これを避けるには休日もなるべく平日と同じ時刻に起床して，生体リズムにズレが生じないようにすることが大切である．

5．光の利用でよい睡眠

朝の日光は，体内時計をリセットする作用があり，日光を浴びてからおよそ15〜16時間後に眠気が生じるようになる．目が覚めたら日光を取り入れ，体内時計をスイッチオンさせよう．ただし，日光による体内時計のリセット作用は昼前には効果がなくなるため，なるべく朝早く日光を取り

入れるようにする。曇り空でも室外の光には体内時計をリセットする作用があるが，室内の明るさは日光の20分の1程度しかないため，室内照明だけではリセットされず，体内時計が約1時間遅れてしまう。しかし，夜になると光の感受性が高まり，室内照明だけでも体内時計を遅らせてしまう効果があるため，夜眠る前の少なくとも1時間前は室内を明るくしないよう工夫する必要がある。

6．規則正しい3度の食事，規則的な運動習慣

　規則正しく食事をとることも，体内時計を一定に保つのに有効である。朝食は脳と体を目覚めさせるのに特に重要であり，朝食を食べる人は，記憶能力や学業成績が高いことや，消費カロリーが高く肥満が少ないことが報告されている。また，就床直前に食事をすると，消化器系が活発に活動し，睡眠が妨害されるため，夕食はごく軽い食事を就床の2時間前までに食べるようにするとよい。一方，運動習慣を持つことは，睡眠に良好に作用することが広く認められている。運動習慣を持つ人は運動習慣を持たない人よりも深睡眠が多いことや，ふだん運動しない人に運動を習慣づけると寝つきが早くなるとともに深睡眠が増加することも報告されている。

7．昼寝をするなら，15時前の20〜30分

　昼寝をすると目覚めたときにかえって疲れたり，夜眠れなくなったりするため，眠くても昼寝はすべきでないと考えられてきた。しかし，最近の研究では，15〜20分程度の短い昼寝であれば，このような昼寝による悪影響はなく，眠気の改善に著効があることがわかってきた。ただし，短い昼寝であっても，午後5時以降にとると深夜まで目が覚め，就床時刻が遅れる場合があるため，夕方以降は昼寝をとらないようにする。

8. 眠りが浅いときは，むしろ積極的に遅寝・早起きに

　睡眠時間に敏感になると，少しでも長く寝ようとして，たとえ眠れなくても寝床で長く過ごすようになる。しかし，寝床にいる時間に比べて実際に眠っている時間の割合（これを睡眠効率という）が低下するため，熟睡感が減ってしまう。このような場合は，むしろ遅く寝るようにすると睡眠効率が高まり，熟睡感が増す。睡眠効率が75％に達したら15分ずつ就床時間を増やすようにしていくとよい。

9. 睡眠中の激しいイビキ・呼吸停止や，足のぴくつき・むずむず感は要注意

　睡眠に関連する心身の病気により日中に眠気が生じる場合には，睡眠障害の専門治療が必要である。睡眠時無呼吸症候群は，激しいイビキや睡眠中の呼吸停止，呼吸再開に伴う覚醒を頻回に繰り返すため，安定した睡眠がとれず日中に過剰な眠気が生じる。むずむず脚症候群は，就床してから足に虫が這うようなむずむず感があり，なかなか寝つけない。眠れないと訴える患者には，これらの症状がないか要確認事項である。

10. 十分眠っても日中の眠気が強いときは専門医に相談

　日中の過剰な眠気は交通事故や産業事故，医療事故などの大きな原因となっている。日中に過剰な眠気を訴える人は成人の14.9％に認められ，その原因の大半は睡眠不足と睡眠障害である。十分な睡眠時間をとっているはずなのに日中に過剰な眠気が生じる場合は，睡眠障害の専門医の受診と眠気に関する精密検査が必要である。

11. 睡眠薬代わりの寝酒は不眠のもと

　少量のアルコールは気分を高揚させるが，寝酒を睡眠薬代わりにしようとすると，相当量のアルコールが必要になる。しかもアルコールは耐性がつきやすいため，眠れるようになるにはさらに多くのアルコールが必要になる。しかもアルコールは深睡眠を減らし，利尿作用によって睡眠後半の中途覚醒を増やす。このように睡眠内容を悪化させ，かえって不眠を招くことになる。

12. 睡眠薬は医師の指示で正しく使えば安全

　昔使われていたバルビツール酸系睡眠薬には，耐性，依存性，離脱症状が強く，大量服用によって死に至ることもあったが，現在使われているベンゾジアゼピン系などの睡眠薬は，正しく使用すればこのような症状は極めて弱く，安全である。入眠困難，中途覚醒，早朝覚醒など不眠症状に応じて作用時間を考慮し，超短時間型，短時間型，中時間型，長時間型などの睡眠薬を投与する。注意点は，服用後はおよそ30分で就床すること，アルコールと併用しないことである。アルコールと併用すると肝臓での代謝が障害され血中濃度が上昇するため睡眠薬の作用も副作用も増強される。呼吸障害のほか，記憶障害，興奮・錯乱などの反応も出現しやすいため，併用は禁忌である。

文献

1) 内山　真 編：睡眠障害の対応と治療ガイドライン．じほう，東京，2002.
2) Kripke DF, Garfinkel L, Wingard DL, et al.：Mortality associated with sleep duration and insomnia. Arch Gen Psychiat 59：131-136, 2002.

〈林　光緒〉

睡眠Q&A

Q 睡眠時間はどのくらいが適切ですか？

A 「睡眠は何時間とるのがよいのでしょうか？」とよく質問される。答えは、「睡眠時間は人それぞれです。朝起きて熟睡感があり、昼間に支障なく活動できればよい睡眠がとれているとお考えください」。

長く眠らないと調子が出ない人、短くてもすっきりしている人、人それぞれバラエティがある。① 寝つきはたいへんよい、② 目覚めはいつも爽快だ、③ 毎夜6時間未満しか寝床にいない、この3項目に該当するならあなたは「短眠者」。④ 毎夜9時間以上は寝床の中で過ごす、④ に該当するなら、あなたは「長眠者」だ。毎夜6〜8時間寝ているなら普通である。短眠者、長眠者はそれぞれ人口の5〜10％を占めている。

アインシュタインは10時間以上眠らないと調子が出ない長時間睡眠者の代表であるが、相対性理論もベッドの中で思いついたとのこと。日本のノーベル賞受賞者、小柴博士も長時間睡眠で知られている。逆にナポレオンやイギリスのサッチャー元首相は短時間睡眠の代表である。一概には言えないが、長時間眠る人は創造的、芸術的な仕事をする人に多く、短時間睡眠者は政治家に多いとの研究報告がある。

一方、2004年に報告された日本人の睡眠時間と死亡の危険率を調べた調査では、6.5〜7.5時間の人が最も危険率が低く、4時間以下や9時間以上寝ている人では危険率が1.3〜1.6倍高くなっていた。睡眠時間と肥満度、空腹時血糖値、HbA1c、血清トリグリセライド値、うつ病罹患度の関係も、

同様に6〜7時間の睡眠者が底辺となるU字型を示していることが疫学研究でわかっている。善玉のHDLコレステロールは逆に6〜7時間の睡眠者がピークとなるような山形を示す。

生活習慣病対策に，運動・減量に加えて適切な睡眠時間を指導することが重要である。

Q 睡眠は免疫と関係がありますか？

A 動物も人も眠らないでいると，本来の生体防御機構が弱くなる。たとえば，ネズミを3週間眠らせないと，細菌に感染して死亡することが報告されている。また，風邪をひくと，身体がだるくなり眠くなる。実際，インフルエンザウイルスをウサギに静脈接種すると，ノンレム睡眠が増加する。肺で増殖するウイルスに抵抗して，白血球が産生するインターフェロンは，ウイルス増殖を抑制すると同時に，中枢に作用して発熱とともにノンレム睡眠を増やす。発熱はエネルギー代謝を高め血液循環を増やす。ノンレム睡眠は体全体をリラックスさせ，血管拡張を起こして血流量を増やし，身体の回復を助けていると推測される。また睡眠中には，成長ホルモン，甲状腺刺激ホルモン，プロラクチンなど代謝や免疫増強に関連したホルモンが多量に分泌されている。

インフルエンザワクチンの抗体価も睡眠時間と深くかかわっていることが2002年のアメリカの研究で明らかになった。ワクチン接種を受ける際に，睡眠を1日4時間に制限して4日間続けたグループの抗体価は，通常の睡眠量をとっていたグループに比較して，1ヵ月後の数値が半分にも満たなかったのである。

眠ると病気が治るとは言えないが，睡眠中に免疫応答が増強し，回復を促す生体防御機構が働いている。病気のときはゆっくり眠るのが大切である。

(参考文献) 木村昌由美：風邪をひくとどうして眠くなるのか眠りのバイオロジー，井上昌次郎 監，メディカルサイエンスインターナショナル，1998．

Q コーヒーを飲むと眠れないのはなぜですか？

A 斎藤先生（仮名）は毎朝，学校に着くとコーヒーを飲むのが常であった。頭がすっきりするようで欠かせなかった。午後に眠くなると，またコーヒーを飲んでいた。あるとき，たまたま長い旅行に出掛け，ずっとコーヒーを口にしなかった。すると寝つきがよくなり，朝の目覚めがさわやかになった。朝のコーヒーも欲しくなくなり，それ以来飲んでいない。

コーヒーは，エチオピアのヤギ飼いが偶然発見したといわれる。ヤギがコーヒーの実を食べると踊り出すことから，その覚醒作用が発見されたのである。覚醒作用は珍重され，アラビアに最初のコーヒーショップができてから数年でヨーロッパ全域にコーヒーが広がった。

コーヒーに含まれるカフェインは，疲れてくると脳内にたまる睡眠物質，アデノシンが作用して眠気を引き起こすレセプターに競合的に働きかけ，覚醒させる。また，脳の代謝を高めて脳活動を刺激するので頭がすっきりしたように感じる。依存性があり，用量が多いほど覚醒効果は強くなる。カフェインはさまざまな飲み物に含まれている。その量は本格的なコーヒー1杯で130〜150 mg，インスタントコーヒー1杯で60〜80 mg，紅茶1杯で40 mg程度。ほかにはコーラ1缶に40〜50 mg，健康ドリンク1本にも50 mg程度が入っている。

カフェインは入眠を遅らせ，睡眠時間を減らし，中途覚醒を増やす。やや多め（400 mg）に摂ると睡眠中の脳の代謝率が高まり，浅い眠りが増え，深い睡眠が減って睡眠障害となってしまう。カフェインの効果は4時間以上持続する。

あまり豆を炒ってないアメリカンコーヒーは薄いように感じるが，よく焙煎した香りのよいコーヒーに比べてカフェイン量が多い。アメリカ人はすっきり目覚めて働こうとアメリカンコーヒーを好むのではないかと推測される。

現在，カフェインはアメリカ東海岸の海水からも検出されるほど多量に摂取されている。カフェインは適量であれば有用かもしれないが，飲みすぎで睡眠を悪くしている可能性もあるのでご注意を。

Q 朝食はなぜ大切ですか？

A 数年前から，教育現場では「早寝，早起き，朝ごはん」運動が全国的に展開されている。朝は体温が低く，脳が十分に機能できない状態である。脳を働かせるエネルギー（糖質）を朝食で取り込むことで，体温を上げ，脳を働かせ，消化管の活動が促される。食事のときに咀嚼する顎の動きも脳の活性につながる。規則的な朝食は，体のリズムを整え，ひいては自然なよい睡眠につながる。

よい睡眠のためには，食事面でどのような点に気を配ればよいのであろうか。眠気を誘う作用のあるメラトニンは，トリプトファンというアミノ酸を原料に，セロトニンを経て合成される。トリプトファンは必須アミノ酸といわれ，体内で合成することができないので，食物から摂るしかない。

トリプトファンから最初に作られるセロトニンは，脳や脊髄で情報を伝える神経伝達物質のひとつである。この物質は，私たちのやる気や元気の源となるセロトニン神経を活性化する。具体的には，精神安定や，催眠，鎮静・鎮痛作用があり，うつ病や神経症などにもよい効果をもたらす。高知大学の原田哲夫准教授の調査では，トリプトファンの摂取量が少ない乳幼児ほど，怒ったり落ち込んだりといった気性の変化が多くみられた。またこの子どもたちは，寝つきや寝起きも不良であった。

朝食にトリプトファンを摂ることでセロトニンが増えれば，セロトニン神経が活性化され，イライラすることなくやる気にあふれ，楽しく過ごすことができる。そして，夜にはセロトニンが睡眠を促すメラトニンに変わり，ぐっすりと眠ることができる。食べ物から摂取するトリプトファンの量が少ないと，セロトニンの生成量が少なくなり，結果的にメラトニンの分泌が少なくなる。つまり，トリプトファンを摂る量が少ないと寝つきや寝起きが悪くなる可能性がある。

元気物質のセロトニン，眠りをもたらすメラトニンの原料であるトリプトファンはどのような食物に含まれているのか。納豆や干物，魚や肉，卵などに多く含まれ，いわゆる，和定食やハムエッグ定食を食べていればよいわけである。野菜サラダや，ジュースにはあまり含まれていない。朝食

をバランスよくしっかり摂ることが大切である．以前訪れたスコットランドでは朝からステーキが準備されていて驚いたが，しっかり働いてよく眠るためには合理的な食事であろうか．

Q Industrial jet-lag とは？

A 夜勤では，通常は体が眠っている夜の時間帯に仕事をし，仕事を終えた翌朝から昼にかけて睡眠をとる．夜間起きていたことで睡眠への欲求は高まっているが，朝の時間帯には体内時計の働きで体が活動に適した覚醒状態になっていくため，疲れて眠いのによく眠れない状態になってしまう．

たとえば，夕方5時からの準夜勤務は，体の時計からみると，8時間時差のあるパリで仕事をするのと同じことになる．0時からの深夜勤務は，時差からみるとシカゴの病院で勤務することになる．実際にパリやシカゴに行くわけではないが，体内時計は日本の時間を刻んでいるのに，仕事の時間は，パリやシカゴで勤務するのと同じ状況である．

体内時計からの信号で，深夜2時ごろからは体温も下がり，強い眠気が襲ってくる．しかし，休めないので疲労が倍増する．朝になって勤務が終わり帰宅するが，体内時計は朝を感知して体が目覚めるように働き掛ける．疲れで頭は眠いが，体は目覚めてくるために，脳と体が一致しなくて変調をきたす．これが，いわゆる「時差ぼけ」である．交代勤務によるものを英語で Industrial jet-lag（産業労働による時差ぼけ）と呼ぶ．

時差ぼけに対処するために，夜勤後帰宅する際にサングラスなどをかけ強い太陽光が目に入らないようにする工夫が実際に行われている．朝の光を浴びないことで活動準備を始めようとする体内時計を少しだまして，まだ夜と思わせることができるからである．

また，夜勤のある日に午後2時から4時ごろまでに2時間程度仮眠をとっておくと，夜勤中の疲労をかなり軽減できる．さらに，夜勤は続けてしたほうが，毎週1回夜勤をするより疲労度は半減できる．

日本からヨーロッパに旅行すると時差を強く感じず，比較的早く現地に

慣れることができる。これは，人の体内時計は時間を遅らせることには順応しやすいからである。1週間で，日本，パリ，シカゴと回るより，日本で5日，パリで5日，シカゴで5日とゆっくり勤務をローテンションすると，体内時計の順応性がよく，疲労度は格段に軽減できる。

　私たちの体は，200万年以上も前から日中に活動し夜に休息をとるように体内時計がコントロールしてきた。今の24時間社会では，体内時計を無視した生活をしているために不調になりやすい。睡眠知識をうまく活用すると，安全に楽に働くことができる。

〈宮崎総一郎〉

Q 月曜日の朝がだるいのはなぜですか？

A 月曜日の朝がつらいという経験（ブルーマンデー：blue Monday）は，多くの人が持っている。週末のレジャーの疲れが残っていたり，これから仕事が始まるという精神的ストレスが影響する場合もあるが，ブルーマンデーには週末の朝寝坊が大きく関与している。平日は，始業時刻が決まっており24時間周期のリズムが保たれているが，週末や休日では決まった時刻に起きる必要はないため24時間リズムが崩れ，人が本来もつ25時間リズムが出現しやすくなる。体温は普段の就床時刻の2～3時間前が最も高く，起床時刻の2～3時間前が最も低くなる概日リズムをもっているため，土日で2～3時間リズムが後ろにずれてしまうと，早く眠ろうとしても体温が高い時刻に眠らなければならなくなり，眠れず，睡眠不足になる。さらに月曜日の朝は，最低体温付近で起きなければならなくなり，体がだるい。このように週末に朝寝坊を続けると，月曜日の朝は睡眠不足と低体温で疲労困憊になってしまう。平日の睡眠不足を解消しようと週末に遅くまで眠るのではなく，普段から睡眠時間をしっかり確保し，週末も平日と変わらないよう就床・起床することがブルーマンデーの解決につながる。

Q アロマテラピーは睡眠に効果がありますか？

A 植物に含まれる揮発性の油は，精油（エッセンシャルオイル：essential oil）と呼ばれている。精油は特有の芳香をもち，古来より香料として用いられてきた。精油のなかでも，ミント，ジャスミン，柑橘類，シナモンなどの香りは覚醒作用，白檀，沈香，ラベンダーなどの香りには沈静作用があることが経験的に確かめられている。これらの香りが睡眠に及ぼす影響については，ラベンダーの香りが健常者において深睡眠を増加させ，不眠傾向者に対して睡眠内容が改善したことが報告されている。ただし，睡眠中は，睡眠中には嗅知覚が著しく低下する。たとえば臭気が非常に不快に感じられる8 ppmの濃度の硫化水素を睡眠中に呈示した場合でも覚醒反応はほとんど認められず，コールタールの成分で木材の防腐剤として用いられているピリジンを提示した場合でも覚醒反応は低い。このことから，香りが睡眠に直接的に影響するというよりもむしろ，就床時における快適な気分の喚起や鎮静的作用による間接的な効果のほうが大きいと考えることができる。さらに香りの好みは個々人で異なるため，ある人にとって快適な香りであり睡眠に促進的に作用しても，ほかの人には不快な香りとなり睡眠に妨害的に作用する場合もある。ペパーミントの香りが睡眠に妨害的に作用する人もあれば，睡眠促進作用が認められ深睡眠が増えた人もいることが報告されている。

Q 食事を摂ると眠くなるというのは本当ですか？

A 午後の眠気は昼食を摂ったことが原因であると考える人は多い。実際，高脂肪または低脂肪の食事を4時間ごとにとると，食事の1.5時間後に眠気が強くなったことが報告されている。しかし，食事中の炭水化物や脂肪の量を変えても眠気には変化はみられないことから，昼食に含まれるカロリーと眠気との関係は否定されている。むしろ，胃内に食事が入るこ

とが眠気を高める要因であることが指摘されている．咀嚼が眠気に影響するかどうかを確かめるために，食事を咀嚼した後そのまま飲み込んだ場合と，咀嚼しただけで吐き出した場合とを比較すると，食事を飲み込んだ場合には，その45分後に眠気が高まっていた．すなわち，胃内に食事が入ったことが午後の眠気を高めたことになる．しかし，どのような内容の飲食物であれ胃内に入ることが眠気を高めるわけではない．流動食や水を摂取した場合では眠気は高まらず，固形食を摂取したときのほうが眠気が高まったことが報告されている．これらの結果に対して，昼食を2時間早めた場合でも，昼食を抜いた場合でも午後の眠気が生じることが報告されている．また，2時間ごとに少量の食事を分散して与える方法を用いた場合でも，午後はほかの時刻よりも眠気が強かった．このことから，昼食は午後の眠気を引き起こす要因のひとつではあるが，昼食だけが午後の眠気の要因ではなく，生体リズムも午後の眠気の要因であると考えられている．

Q 昼寝をすると夜眠れなくなるのはなぜ？

A 睡眠中の脳波を記録すると，入眠してから30分程度でデルタ波（徐波）と呼ばれるゆっくりとした大きな波形が連続して出現するようになる．この最中が最も深い睡眠状態であり，これを徐波睡眠と呼ぶ．若年成人では夜間睡眠のおよそ20％が徐波睡眠である．徐波睡眠はホメオスタシス（恒常性）の影響を受けており，眠るまでの覚醒時間が長いほど睡眠中に出現する時間が長くなる．しかし，1時間を越えるような長い昼寝をすると徐波睡眠が出現してしまうため，夜間睡眠中の徐波睡眠が減少してしまう．その結果，深夜まで高覚醒が続き，眠れないことになる．帰宅後，夕寝した後に深夜まで受験勉強を続けている中高生がいるが，深夜まで起きていることは睡眠不足を生み，授業中の眠気や居眠りを増大させることになる．これを解消するために帰宅後に夕寝すると，結局，1日のなかで高覚醒を維持できるのは夜間から深夜にかけての数時間だけになってしまう．最近の研究で，睡眠には記憶を定着させる機能があり，睡眠不足は記憶定着を

妨害させることがわかってきた。成績向上には夜間睡眠を充足させることが大切であり，そのためには夕寝の習慣を改めたほうがよい。

Q 目覚まし時計を使っても朝起きられません。どうしたら朝スッキリ目覚められますか？

A 朝起きられない原因は，睡眠不足と生活リズムの乱れが最も大きい。就床時刻が遅ければ十分な睡眠が得られず，朝起きられないことになる。十分な睡眠を得るには早寝早起を心がける必要があるが，早く寝ようとしても眠れないことが多い。前にも述べたように，体温は普段の就床時刻の2～3時間前が最も高く，起床時刻の2～3時間前が最も低くなる概日リズムをもっている。体温が高いときは覚醒度も高いため，ふだん就床している時刻より早く寝ようとしても，体温が高く寝つきにくい。努力しても早寝早起は難しいが，努力すれば早起早寝は可能である。早く起きることができれば夜早く眠くなるので，十分な睡眠が得られるようになる。しかし，ふだんでさえ起きられないのに，早起きは絶対無理，という人は，休日の生活を見直すべきである。人間の生体リズムは本来24時間よりも長く，時間を気にしない生活をすると25時間のリズムが現れる。そのため，週末は夜更かし朝寝坊の生活になりやすい。しかし，休日にこのような生活を送ると平日になってもこのようなずれた生体リズムは解消できず，夜遅くまで眠れなくなる。したがって，休日と平日とではなるべく就床・起床時刻を変えないよう心がけることである。その際，日中の眠気が著しい場合は，10～15分程度の短い仮眠をとるとよい。横になると途中で起きられないこともあるので，ソファや安楽イスなど座位姿勢で寝るようにすると睡眠が深くなりにくく，起きやすい。

（林　　光緒）

用語集

グルタチオン 神経回路に対して促進性に働くトリペプチドで，睡眠促進作用を有する。断眠・ストレス時に脳内分泌が上昇する。

概日リズム（サーカディアンリズム） 24時間の周期を示す生体現象を総称する。日中にピークを示すものと，夜間に最高レベルへ達するものがある。

ピッツバーグ睡眠質問票（PSQI） ピッツバーグ大学の精神科チームが作成した，不眠を中心にした睡眠障害の自記式評価尺度。広く疫学調査，臨床で用いられている。

ポリソムノグラフィー（PSG） 睡眠中の生体現象を連続記録するもの。脳波，眼球運動，筋電図，呼吸，経皮酸素飽和度，心電図，その他自律神経指標などを含む。

REM潜時 入眠後，最初のレム睡眠が始まるまでの時間。

徐波睡眠（SWS） 周波数4Hz以下のデルタ波が，25％以上含まれる睡眠段階（Rechtschaffen分類では睡眠段階3と4がこれに含まれる）。

無呼吸低呼吸指数（AHI） 単位時間あたりの無呼吸・低呼吸回数。

経鼻持続陽圧呼吸（nCPAP） 鼻マスクを夜間睡眠時に装着し，これにより陽圧気流を送り込むことで咽頭閉塞を抑制する治療。閉塞性睡眠時無呼吸症候群に用いられる。

nCPAP圧設定（titration） ポリソムノグラフィーを行いながら，無呼吸抑止に至適な圧水準を検索するもの。

メラトニン 松果体から分泌されるホルモンで，夜型の分泌特性を示す。外部から投与した場合には，体温下降，生体リズム位相変化，催眠効果を示す。

N-acetyltransferase（NAT） セロトニンからメラトニンが合成される際の律速酵素。光照射により抑制される。

視交叉上核（SCN） 視床下部に存在する概日リズム中枢。光同調に関与する網膜視床下部路の入力を受ける。視交叉上核を構成する個々の細胞

で，概日リズムが発振され，最終的に集合振動体を形成している。

内因性メラトニン分泌開始時刻（DLMO） 夜行性ホルモンであるメラトニン分泌が始まる時刻。

内因性メラトニン分泌終了時刻（DLMOff） 早朝メラトニン分泌が消失する時刻。

位相反応曲線 光パルスを当てた場合に，概日リズム位相が変化する（位相反応）が，位相反応の大きさや方向性は，光がリズムのどの位相に当たったかによって規定される。横軸に光パルスの照射位相，縦軸に位相反応の大きさをとって，両者の関係を示すものを位相反応曲線という。光だけでなく，メラトニン投与についても位相反応曲線が提示されている。

REM密度 総レム睡眠時間における，急速眼球運動が観察されたエポックの割合。

メラトニン1受容体（MT1） 視交叉上核に存在し，主に催眠作用と関係する。

メラトニン2受容体（MT2） 視交叉上核に存在し，概日リズム位相変位作用と関係する。

プロスタグランジンD2 睡眠誘発物質のひとつ。プロスタグランディンD2受容体には，DP1とDP2があり，DP1受容体（視交叉から視床下部後部のクモ膜に存在する）刺激により，アデノシン分泌が上昇，睡眠作用を発現する。

反復睡眠潜時検査（MSLT） 日中4ないし5回，静かな暗室環境で入眠させ，検査開始から入眠までの時間（入眠潜時），入眠からREM睡眠発現までの時間（REM潜時）を測定するもの。

国際睡眠障害分類第2版（ICSD2） 90余の睡眠障害についての診断分類。診断基準を示したもので，2005年に作成された。

睡眠状態誤認（逆説性不眠） 他覚的には睡眠をとれているのに，自覚的には眠っていないと誤判断するもの。重症不眠では，しばしばこの状態を呈する。

睡眠衛生指導 睡眠覚醒のパターンを安定させるために，睡眠に影響する外的要因や生活習慣を調整するように指導すること。

不眠症に対する認知行動療法（CBT-I） 睡眠とこれに関連した思考過程

について誤った認知パターンを是正し，行動を変容させる治療．認知療法，筋弛緩，睡眠制限療法，刺激制御法などを組み合わせて行う．

プロセスS・プロセスC Borbely が提唱した睡眠覚醒リズムを駆動する振動機構は，覚醒時間が延長していくにつれて増加していくプロセスS (恒常性維持機構；閾値を超えると眠気が強まる)，生体時計の影響下にあるプロセスCにより構成されている．これらは相互に関連し合うが，その関係は非加算性である．

アデノシン 視索前野の腹外側核を中心に存在する睡眠物質．脳幹のアセチルコリンニューロン，GABA性ニューロンの活動を調節している．カフェインはアデノシン受容体に拮抗作用を示す．

内的脱同調 生体時計と関係した体内のさまざまなリズム（睡眠覚醒，体温，メラトニンなどのホルモン）の相互関係が本来あるべき関係と異なる関係になること．

睡眠表（sleep log） 睡眠覚醒の習慣を記録するもの，睡眠日誌ともいう．

睡眠時周期性四肢運動（PLMS） 足関節を中心に，5～90秒の間隔で生じる反復性の背屈運動．これにより，自覚的な睡眠感の障害ないし日中の眠気を生じるものを周期性四肢運動障害と呼ぶ．

suggested immobilization test（SIT） カナダの研究者により提唱されたレストレスレッグス症候群の重症度評価法．21時ころから1時間，ベッド上で下肢を伸展，45度の角度に座って，この間5～10分おきに，自覚的な不快感を自記させ，同時にこの状況下で生じる周期性四肢運動をカウントする．

cyclic alternating pattern（CAP） ノンレム睡眠期の周期性交代性波形．高振幅徐波からなる同期相と低振幅不規則速波が出現する脱同期相で構成される．その出現率は，睡眠の安定性の指標となる．

アクチグラフ 腕時計式の計測機器により，活動量を連続測定し，睡眠・覚醒状態の判別にあてるもの．終夜睡眠ポリグラフィは，多くは1ないし2夜しか記録できないが，アクチグラフは長期間連続記録が可能である．

REM圧力 レム睡眠が生じるように働くパワー．うつ病では，レム睡眠が早期に出現するため，レム圧力は低下していると考えられている．

睡眠効率 総臥床時間ないし入眠から最終覚醒までの時間を分母とした総睡眠時間の割合。

高照度光療法 主感的夜の前半に強い照度の光（2500ルクス以上）を当てると生体時計位相が後退，主感的夜の後半に当てると前進することを利用して，概日リズム睡眠障害の治療に用いられる。季節性うつ病でも，その有効性が確認されている。

解離性レム（stage 1 REM with tonic EMGまたはstage REM without atonia） 通常のレム睡眠のような筋活動抑制を欠くレム睡眠で，この時期に悪夢体験が重積すると，レム睡眠行動障害の暴力的な行動が生じる。脳幹梗塞，脳炎，アルコール離脱時に生じることがある。

軟口蓋咽頭形成術（UPPP） 閉塞性睡眠時無呼吸症候群の代表的な手術治療方法。軟口蓋，口蓋垂，咽頭壁の縫縮を行う（扁桃腺切除を含むこともある）。

睡眠負債 睡眠量の絶対的な不足が蓄積した状態。通常数日以上寝不足が続いた状態を指す。

口腔内装置（OA） 閉塞性睡眠時無呼吸症候群に対し，夜間就床時にマウスピースを装着させ，これにより下顎を前方移動させ，咽頭の開存性を保つために行う治療。軽症〜中等症水準の閉塞性睡眠時無呼吸症候群が適応になる。軽量で，取扱いが容易な点が長所となるが，肥満度が高いか，重症度が高い症例では，鼻腔持続陽圧呼吸に比べて効果が劣るといわれている。

カタプレキシー（情動脱力発作） 笑い，喜び，怒り，驚きなどに伴って，一瞬（多くは数秒以内），抗重力筋の緊張が失われるもの。ナルコレプシーに特徴的で，腰部，膝に起こることが多いが，上肢，顔面，体幹に生じることもある。

レム睡眠関連症状 ナルコレプシーでは，レム睡眠発現頻度が高く，かつ入眠早期に出現するという特徴を有するために，入眠時の夢体験が，入眠時幻覚の形態を示したり，入・出眠時のレム睡眠が金縛り（やや覚醒水準の高いレム睡眠で，抗重力筋の緊張を欠くために，重いものがのしかかってくるような感覚を生じる）になったりする。これらをレム睡眠関連症状と呼ぶ。カタプレキシーも，覚醒時へのレム睡眠の混入という観点から，

レム睡眠関連症状に含める向きもある。

入眠時レム睡眠期（SOREMP） 入眠後 15 分以内に出現する REM 睡眠を指す。ナルコレプシーに特徴的だが，アルコールや睡眠薬・抗うつ薬の離脱時，閉塞性睡眠時無呼吸症候群でも生じる。

ハイポクレチン（オレキシン） 外側視床下部に存在するペプチド。摂食行動とも関係するが，オレキシン神経は脳幹と視床下部のモノアミン神経系へ投射し，それらの活性を興奮性に制御している。情動脱力発作を有するナルコレプシーでは，オレキシン分泌の低下ないし受容体の欠損が高頻度にみられる。

HLA-DQB1＊0602 ナルコレプシーでは，HLA-DR2 という血清型を持つことが知られていたが，その後の遺伝子レベルでのタイピングにより，HLA-DRB1＊1501，DQB1＊0602 という遺伝子の組み合わせ（ハプロタイプ）を持つことが確認された。

シヌクレイノパチー 多くの神経変性疾患では，神経細胞の胞体内やニューロピルに特徴的な構造物（封入体）が認められる。これを構成する蛋白に関する研究から，αシヌクレインが異常蓄積と繊維凝集を呈する「蛋白凝集病」が，シヌクレイノパチーである。これに属するものとして，レビー小体病，パーキンソン病，多系統委縮症などがある。

（井上雄一）

あとがき

　史上最年少で1億円プロゴルフプレーヤーになった石川遼選手の父親の言葉が，ある雑誌に紹介されていた．それによると，石川選手は自分自身に今何が大事かを知っていて，親があれこれいうまでもなく，夜8時には就寝し朝5時には起床してトレーニングするとのこと．また，どんなに忙しいときでも7時間以上は睡眠をとるとのことであった．携帯電話のメールも最小限度にとどめ，ゲーム機も持っていないとのことである．この本のなかで，睡眠の役割は大脳の休息だけでなく，睡眠中に運動技能の習得，向上がなされていることを紹介したが，さすがに一流選手は，経験的にでも睡眠の機能をよく理解し，最大限に活用しているといえる．

　筆者はもともと，耳鼻咽喉科の医師として，鼻閉やいびき，睡眠中の上気道病態を研究してきた．小児では，扁桃が肥大すると，いびきを生じたり，睡眠中に呼吸が止まってしまう「睡眠時無呼吸症候群」になる．深睡眠がとれないために成長ホルモン分泌が障害され，身長が伸びず，体重も増えるどころか，痩せてくることがある．しかし，このような小児を適切に処置し，正常な睡眠がとれるようにすると，今まで眠そうにして元気のなかった顔が，一転して健康的で明るい笑顔になり，成長発育が正常化することを多々経験し，喜びとしていた．

　2002年に日本学術会議で「睡眠学」という新しい学問体系が提唱された．当時，日本睡眠学会理事長であった大川匡子先生（現世界睡眠学会副理事長，滋賀医科大学睡眠学講座特任教授）が2004年に，睡眠学の発展を目的として睡眠学講座（寄附講座）を滋賀医科大学に開設された．縁があって赴任したものの，睡眠学の一部しか知らなかった私は，周囲からの睡眠に関する質問に対して十分答えられず，戸惑うことが多かったのである．しかし，白紙状態であったことが幸いし，諸先生のご指導のもとに睡眠学を勉強させていただいた．睡眠科学，睡眠医学，睡眠社会学を広く知ったおかげで，睡眠時無呼吸症候群を，耳鼻科的な観点でなく，精神科的（うつの合併），内科的（生活習慣病），泌尿器科学（夜間頻尿），そのほか学際的

に理解可能となった。

　本書は，初心者を対象としたものであり，読者の皆様がこれを入門書としてさらに深く，睡眠学，睡眠医学を理解するための一助になれば幸甚である。発刊までに，ご執筆いただいた諸先生，ご協力いただいた新興医学出版社をはじめ，関係者の方々に深く感謝したい。

2011年2月

宮崎総一郎

索　引

〔B〕

Behaviorally induced insufficient sleep syndrome (BIISS)　100

〔C〕

clonazepam　122
Cognitive Behavioral Therapy for Insomnia (CBT-I)　37

〔E〕

Excessive daytime sleepiness (EDS)　100

〔I〕

International classification of sleep disorders (ICSD)　100
ISS　115

〔M〕

Multiple sleep latency test (MSLT)　29, 100, 114, 117

〔O〕

OSA　78

〔P〕

pemoline　115, 117
periodic limb movements in sleep (PLMS)　58
PLMD　62
PLMW　64
Polysomnography (PSG)　100
pramipexole　122

〔R〕

RBD　118
REM sleep without atonia (RWA)　118
REM 圧力仮説　71
restless legs syndrome (RLS)　56

〔S〕

Suggested Immobilization Test　59, 64

〔T〕

two process model　71

〔あ〕

アクチグラフ 102
朝ごはん 158
アセチルコリン・モノアミン不均衡仮説 71
アデノイド 86,87,89
アデノシン 12
アルコール 76,149,154
アルコール依存症 76
アルコール飲用 87
アルコール離脱症候群 81
アレルギー 87
アロマテラピー 161

〔い〕

胃食道逆流症 44
位相反応曲線 18
いびき 78
イミプラミン 110
色温度 143
飲酒 76
インターフェロン 156
インフルエンザワクチン 156

〔う〕

うつ 68
うっ血性心不全 95
うつ状態 69
うつ病 68,94,95
うつ病の睡眠仮説 71

うつ病の治療 69
運転事故 101
運動 133,139,152

〔え〕

エプワース眠気尺度 101

〔お〕

オレキシン 106

〔か〕

概日リズム 5,18,130,140,146
概日リズム睡眠障害 101
解離性レム 80
香り 161
下顎後退 87,89
顎顔面形態 92
学業成績 24
覚醒効果 157
覚醒水準 139
カタプレキシー 106
金縛り 106
カフェイン 148,150,157
過眠 68,70
過眠症 100,106
仮眠 163
過眠型双極性障害 72
加齢 4
陥没呼吸 85

〔き〕

記憶　7

季節性感情障害　72

気分障害　68

仰臥位睡眠　87

胸郭変形　85

〔く〕

口呼吸　86

グルタチオン　5

グレリン　42,136

クロナゼパム　60,125

クロミプラミン　110,125

〔け〕

経鼻持続陽圧呼吸治療　90

血圧　6

〔こ〕

口蓋扁桃肥大　86

口腔内装置　92

高血圧　95

恒常性　146

甲状腺機能低下症　88,89

甲状腺刺激ホルモン　156

交代勤務睡眠障害　21,49

行動誘発性睡眠不足症候群　100,115

高齢者　4

コーヒー　157

呼吸数　6

国際睡眠障害分類第2版（ICSD2）　34,100

個体発生　3

骨格筋　7

〔さ〕

サーカディアンリズム　5

三環系抗うつ薬　110

産業労働　159

〔し〕

刺激制御療法　35

刺激統制法　38

視交叉上核　15

時差症候群　21

時差症候群による睡眠障害　51

自殺　69

自殺の危険性　74

時差ぼけ　159

思春期　4

室温　142

湿度　142

シヌクレイオパチー　118

習慣性いびき　77

周期性四肢運動障害　59,62,101

終脳　2

終夜睡眠ポリグラフィ（PSG）　58, 100,107

熟睡感　153

熟睡・徐波睡眠　4

索引　173

上気道閉塞　88
情動脱力発作　106
情報再編成　7
情報処理　7
食事　130,152,161
食事療法　134
徐波睡眠　162
新生児　4,5
身体症状　68
腎不全　63
心理教育　38

〔す〕

睡眠医歯薬学　25,26
睡眠衛生　38
睡眠衛生指導　35,102
睡眠科　28
睡眠改善薬　34
睡眠科学　25
睡眠・覚醒リズム　49
睡眠関連食行動障害　124,126
睡眠効率　100
睡眠呼吸障害　85,109
睡眠時間　24,150,155
睡眠時間制限療法　35
睡眠時周期性四肢運動　58,109
睡眠時無呼吸　78
睡眠時無呼吸症候群　45,101,133,153
睡眠社会学　25,26
睡眠時遊行症　121

睡眠障害　157
睡眠障害国際診断分類　100
睡眠状態誤認　35
睡眠随伴症　121
睡眠制限　43
睡眠制限法　38
睡眠相後退症候群　21,52
睡眠相前進症候群　54
睡眠体位　94
睡眠調整法　39
睡眠調節の概日機構　12
睡眠調節のホメオスタシス機構　12
睡眠日誌　102,104
睡眠の断片化　94
睡眠負債　100
睡眠不足　131,160
睡眠不足症候群　88,109
睡眠物質　5
睡眠発作　106
睡眠麻痺　106
睡眠酩酊　113
睡眠薬　24,34,154
睡眠誘発効果　77
ストレス　68,127

〔せ〕

生活習慣病　42,156
精神症状　68
精神生理性不眠　32
静睡眠　3

生体防御機構　156
生体リズム　49
成長ホルモン　5,6,156
生物時計　5,15
脊髄小脳変性症　88
セファログラム　92
セロトニン　158
先端巨大症　89
せん妄状態　80

〔そ〕
騒音　144
双極性障害　69
総睡眠量　4

〔た〕
大うつ病エピソード　70
体温　6,139,147,151
胎児　4,6
体重記録　135
体内時計　159
大脳　2
単極性うつ病　69
短時間睡眠　155
断眠　101
短眠者　155

〔ち〕
昼夜リズム　5
長時間睡眠者　155

長時間睡眠を伴う特発性過眠症　113
長時間睡眠を伴わない特発性過眠症　113
長眠者　155

〔て〕
抵抗　133
鉄欠乏　59

〔と〕
動睡眠　2
同調因子　130
特発性過眠症　101,113
ドパミン受容体作動薬　58
トピラマート　125,127
トリプトファン　158

〔な〕
内臓脂肪　136
ナルコレプシー　28,101,106

〔に〕
2型糖尿病　42
ニコチン　148,150
二次的不眠症　40
日光　151
日中過眠　62,94
日中傾眠　88
日中の過剰な眠気　100
乳児　79

入眠時幻覚　106

入眠時レム睡眠　108

入眠潜時　108

乳幼児　4,5

入浴　147

尿失禁　90

妊娠　59

妊娠初期　79

認知行動療法　35,37,38

認知療法　38

〔ね〕

寝言　118

寝酒　76

眠気　140,153

〔の〕

脳幹　2

脳波　9

ノンレム睡眠　3,8

〔は〕

パーキンソン病　118

鼻アレルギー　89

鼻茸　89

早起き　158

早寝　158

反回神経麻痺　88,89

反復睡眠潜時検査（MSLT）　29,100,107

〔ひ〕

非24時間睡眠・覚醒症候群　21

非24時間睡眠覚醒リズム　55

光　143

ビ・シフロール®　122

鼻中隔彎曲症　89

非定型的うつ症状　72

ヒト組織適合抗原（HLA）　109

鼻閉　85,87

肥満　131,133

肥満症　89

昼寝　147,152,162

〔ふ〕

フェリチン　59

服薬指導　35

不眠　68,70

不眠症　77

プラシペキソール　59

フリーラン　5

ブルーマンデー　151,160

プロスタグランジン D_2　12

プロセスC　12,71

プロセスS　12,71

プロセスS欠乏仮説　71

プロラクチン　156

〔へ〕

閉塞性睡眠時無呼吸症候群　77,94

HbA1c　155

ペモリン　109,115

扁桃炎　90

扁桃肥大　87,89

〔ほ〕

ホメオスタシス　162

ポリソムノグラフ　117

〔ま〕

マウスピース　92

末梢神経障害　59

慢性腎不全　59

〔み〕

脈拍　6

〔む〕

無緊張　7

無呼吸　90

むずむず脚症候群　56,153

夢中遊行　124,125

〔め〕

メタボリックシンドローム　75

メチルフェニデート　28,109

メラトニン　14,72

メラトニン受容体アゴニスト　14

免疫　5,6,156

〔も〕

網膜視床下部路　16

モダフィニール　106

〔や〕

夜間精神運動発作　121

夜間せん妄　121

夜間低酸素血症　94

夜間頻尿　44,90

夜勤　159

夜尿　85

〔ゆ〕

夢　7

〔よ〕

抑うつ症状　37

横向き寝　94

夜驚　125

夜型社会　26

〔ら〕

ライフイベント　68

ラメルテオン®　14

〔り〕

リセット　6

離脱症状　81

リタリン　28

リボトリール®　122

索引　*177*

リラクセーション　38

〔れ〕

レストレスレッグス症候群　45,56
レビー小体病　118
レプチン　42,136

レム睡眠　2,8
レム睡眠行動障害　109,118

〔ろ〕

漏斗胸　86

編著者略歴

宮崎 総一郎
みやざき そういちろう

昭和 29 年	愛媛県生まれ
昭和 54 年	秋田大学医学部医学科卒業
平成 5 年	秋田大学医学部附属病院助手
平成 8 年	秋田大学医学部附属病院講師
平成 10 年	秋田大学医学部助教授
平成 16 年	滋賀医科大学医学部睡眠学講座教授
	現在に至る

医学博士。「眠りの森」事業を通じて睡眠知識の普及や、全国で睡眠教育の講演を行うなど、精力的に活動。日本睡眠学会理事、日本睡眠学会睡眠医療認定医、日本耳鼻咽喉科学会認定医、日本気管食道科学会専門医。

井上 雄一
いのうえ ゆういち

昭和 31 年	鳥取県生まれ
昭和 57 年	東京医科大学医学部医学科卒業
昭和 61 年	鳥取大学大学院修了
平成 15 年～	神経研究所附属睡眠学センターセンター長
	代々木睡眠クリニック院長
平成 19 年～	東京医科大学精神医学講座教授
	現在に至る

医学博士、精神科医。日本睡眠学会理事、日本自律神経学会評議員、日本時間生物学会評議員、日本生物学的精神医学会評議員。

ⓒ2011　　　　　　　　　　　第1版発行　2011年5月28日

睡眠教室
夜の病気たち

（定価はカバーに表示してあります）

検印省略	編　著　　宮崎 総一郎 　　　　　井 上　雄 一 発行者　　　　服 部 治 夫 発行所　　株式会社 新興医学出版社 〒113-0033　東京都文京区本郷6丁目26番8号 電話 03(3816)2853　　FAX 03(3816)2895

印刷　三報社印刷株式会社　　ISBN978-4-88002-818-7　　郵便振替　00120-8-191625

- 本書の複製権・翻訳権・上映権・譲渡権・公衆送信権（送信可能化権を含む）は株式会社新興医学出版社が保有します。
- 本書を無断で複製する行為（コピー、スキャン、デジタルデータ化など）は、著作権法上での限られた例外（「私的使用のための複製」など）を除き禁じられています。研究活動、診療を含み業務上使用する目的で上記の行為を行うことは大学、病院、企業などにおける内部的な利用であっても、私的使用には該当せず、違法です。また、私的使用のためであっても、代行業者等の第三者に依頼して上記の行為を行うことは違法となります。
- JCOPY　〈(社)出版者著作権管理機構　委託出版物〉
  本書の無断複写は著作権法上での例外を除き禁じられています。複写される場合は、そのつど事前に、(社)出版者著作権管理機構（電話 03-3513-6969、FAX03-3513-6979、e-mail：info@jcopy.or.jp）の許諾を得てください。